정신건강의학과는 처음이에요

정신건강의학과는 처음이에요

초판 1쇄 발행 | 2020년 8월 19일

지은이 | 김재옥 · 안유석 · 이정석 · 이창원
펴낸이 | 박상두
편집 | 이현숙
디자인 | 여혜영
제작 | 박홍준
마케팅 | 박현지

펴낸곳 | 두앤북
주소 | 04554 서울시 중구 충무로 7-1, 506호
등록 | 제2018-000033호
전화 | 02-2273-3660
팩스 | 02-6488-9898
이메일 | whatiwant100@naver.com

값 | 15,800원
ISBN | 979-11-90255-07-3 03510

이 도서의 국립중앙도서관 출판예정도서목록(CIP)은 서지정보유통지원시스템 홈페이지(http://seoji.nl.go.kr)와 국가자료종합목록 구축시스템(http://kolis-net.nl.go.kr)에서 이용하실 수 있습니다.(CIP제어번호 : CIP2020031133)

정신건강의학과는 처음이에요

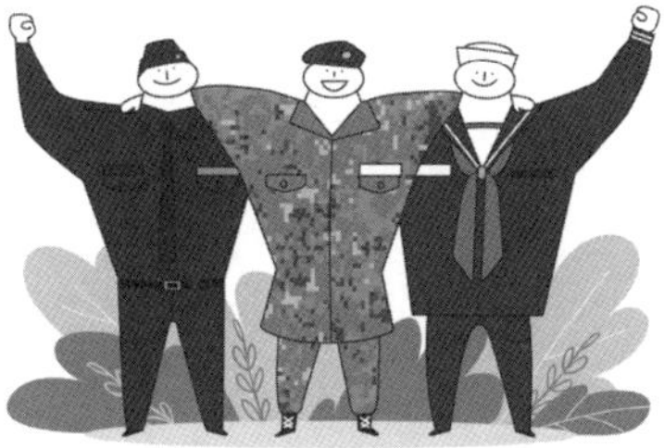

김재옥 · 안유석 · 이정석 · 이창원 지음

두앤북

추천의 말 01

군 정신의학에 큰 획을 긋는 저서

지금 우리나라는 분단국가로 전시 중인 상황이다. 남과 북을 가로지르는 광대한 녹색의 DMZ는 분단과 일시적 평화의 상징이다. 동시에 언제 도래할지 모르는 한반도와 동아시아, 세계적 위험의 상징이기도 하다. 그만큼 전 세계의 이목이 집중되어 있다.

DMZ를 포함한 대한민국의 국경을 지키는 군장병들과 그들의 가족 모두는 우리나라뿐만 아니라 세계의 평화를 지키고 있는 것이나 다름없다. 따라서 대한민국 국민이라면 누구나 군대와 인연을 맺고 있다. 이 인연이 누군가에게는 새로운 삶을 시작하는 기회가 되기도 하지만, 다른 누군가에게는 큰 정신적 고통을 안기는 재앙이 되기도 한다. 하지만 안타깝게도 그들의 고통은 오랜 기간 그리 중요하게 여겨지지 않았다. 군대에서 겪는 고통은 전역하면서 대부분 사라진다고 생각했기 때문이다. 결국 해법은 전역이라고 믿기에 군생활에서 오는 정신적 고통의 종류와 그에 대한 적절한 관리 및 치료, 그리고 예방법 등은 연구되지 않았다.

《정신건강의학과는 처음이에요》는 척박한 군 정신의학에 큰 획을 긋는 저서다. 군대에서 자주 발생하는 정신질환을 누구나 이해하기 쉽게 서술한 사례집이요, 의학적 치료와 인사행정적 절차까지 아우른 실용서다. 정신적 고통을 받고 있는 군인에게는 희망을 주고, 그를 돕고 싶은 군인에게는 방법을 알려주고, 군인을 가족으로 둔 일반인에게는 처한 어려움에 대한 올바른 이해를 심어준다. 또한 군대의 정신건강 관련 전문가에게는 양질의 서비스를 제공할 수 있는 지침을 마련해준다.

그저 흘려보낼 수도 있는 군의관 3년의 시간을 아껴서 이 책을 집필한 네 분의 정신건강의학과 전문의들에게 감사와 축하를 드린다. 저자들의 성실과 용기가 군 정신의학을 꽃피워 대한민국을 지키는 군인들과 국민들 모두를, 그리고 우리나라와 세계를 평안히 만들어주기를 간절히 바란다.

정신건강의학과 전문의, 전 강북삼성병원 원장

이시형

추천의 말 02

슬기로운 군생활을 위한 최고의 정신건강 가이드북

군대는 낯선 곳이다. 세상과 단절되고, 개인은 배제된다. 군인이 되면 이름을 제외한 모든 것이 국가 소유로 바뀐다. 보호자는 국방부다. 적응이 쉽지 않다. 군의관들도 예외가 아니다.

낯선 군대에서 38개월을 보낸 4명의 군의관들이 의기투합했다. 좌충우돌하며 체득한 자신들의 노하우를 널리 공유하자는 뜻을 같이했다. 이유는 2가지다. 무엇보다 각종 정신질환으로 고통받는 군인들의 처우를 개선하는 데 기여하고 싶었다. 또 하나는 후임 군의관들에게 필요한 지식과 경험을 전해주는 것이었다.

나는 저자들과 잘 아는 사이이다. 특히 두 저자와는 4개월간 공중파의 다큐멘터리를 함께 촬영하면서 배움에 대한 그들의 열정과 마음 아픈 이들과 깊이 공감하는 면면을 확인할 수 있었다. 그들이 책을 썼다.

내용을 읽어내려가는데 페이지가 술술 넘어간다. 누가 쓴 책에서 인용한 부분도 없고, 참고할 만한 책이 따로 있었던 것도 아니다. 오롯이 그들이 생생하게 겪은 일들과 새롭게 느끼고 알게 된 사실들을 자신들의 전문 지식에 녹여 쓴 책이다. 요즘 사람들이 흔히 접하는 정신건강의학과 의사들의 자기계발서가 아니다. 한마디로 '슬기로운 군생활을 위한 최고의 정신건강 가이드북'이라고 할 수 있다.

군대는 60여만 명의 국민이 모여 만든 공동체다. 그 안에서 개인이 아닌 군인으로 살아가는 구성원들 모두에게 이 책을 권한다. 입대를 앞둔 청춘들과 그 부모들에게도 꼭 읽어보라고 말해주고 싶다.

"사랑하면 알게 되고 알게 되면 보이나니, 그때 보이는 것은 전과 같지 않으리라."

조선시대 문장가 유한준 선생의 말이다.

차마 말하지 못한 그들의 아픔을 알게 해준 저자들의 노고에 존경의 마음을 표한다.

보건복지부 국립정신건강센터장

이영문

저자의 말

진료실에서 못다 한 이야기

군생활은 누구에게나 쉽지 않습니다. 시간이 흐르면 적응하는 사람이 있는가 하면, 잘 적응하지 못하는 사람도 있습니다. 이렇게 적응하지 못하는 사람들이 한참을 고생하다가 결국 정신건강의학과 군의관을 만나게 됩니다. 문제는 이런 사람이 매우 많다는 겁니다. 그래서 몇 시간을 기다린 진료가 몇 분 안에 끝나곤 합니다.

군의관으로서 안타까울 때가 많습니다. 하지만 현실입니다. 몇 주간의 진료 예약이 가득 차 있는 상황에서 한 사람 한 사람에게 충분한 시간을 보장하는 것은 불가능한 일입니다. 진료하기에도 벅차다 보니 필요한 정신건강 관련 교육도 엄두를 내기가 어렵습니다. 교육이 없으니 환자는 자신의 병을 제대로 이해하지 못하고, 환자 곁에 있는 사람들도 환자를 대하는 방법을 몰라 갈등이 줄어들지 않습니다. 복잡한 의료 절차와 행정시스템은 환자와 군의관의 시간을 더욱 부족하게 만듭니다. 참고할 만한 정확한 정보가 있다면 그나마 다행일 텐데, 그렇지도 못한 실정입니다. 결국 이 때문에 힘든 것은 환자 본인과 가족, 간부, 그리고 곁에 있는 부대원들입니다.

이 책은 이렇게 진료실에서 미처 해주지 못한 이야기들을 담은 '군인 정신건강 안내서'입니다. 환자를 비롯해 힘들어하는 사람들에게 꼭 전하고 싶었던 내용들입니다. 육군, 해군, 공군에서 복무한 군의관이 뜻을 모아 함께 토론하고 정리하여 이 책을 완성했습니다. 책에 나오는 모든 사례는 실제 이야기를 바탕으로 재구성한 것입니다.

우리의 노력이 마음이 아픈 장병과 그 곁에 있는 사람들 모두에게 도움이 되었으면 합니다.

군정신의학연구소 저자 일동

차 례

3 보이지 않는 정신치료의 오해와 진실

4 간부도 사람이다

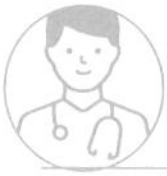

TIPS

1

저도 군생활 잘하고 싶어요

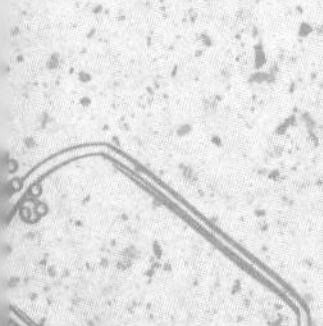

어느 군인의 편지

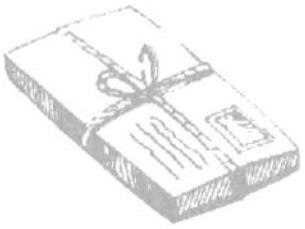

저는 이제껏 살아오면서 이렇게 당황스러운 경험과 감정은 처음입니다. 많이 놀라고 어쩔 줄 몰랐습니다. 매일 행복하진 않았지만 편안하고 따뜻했던 가족과의 날들이 눈물 날 정도로 그리웠습니다. 머리를 짧게 자르고 훈련소에 들어가 모르는 사람들과 몸을 부딪히며 보내야 하는 시간은 고통이었습니다. 조교님들의 고함 소리도 무섭고, 때로 혼이라도 나면 온종일 기분이 언짢고 울적했습니다.

훈련소 시절은 모두가 동기들이라 그나마 나은 편이었습니다. 자대에 배치받고 나서는 얼마나 막막했는지 모릅니다. 군대가 많이 편해졌다고 하지만, 처음 와보는 곳에서 혼자 떨어져 지내는 외로움이란 겪지 않은 사람은 이해하지 못할 겁니다. 사회에 있을 때 그렇게 밉던 사람마저 보고 싫어질 정도입니다. 마음이 추우니 그리움이 커졌나 봅니다. 훈련은 또 왜 그리 많은지요. 어느 때는 훈련을 준비하기 위한 훈련을 하기도 하는데, 내가 지금 여기서 무얼 하고 있나 하는 생각이 듭니다. 간혹 다른 부대에서 훈련 중 큰 사고가 났다는 소식이 들려오기라도 하면 가슴이 철렁 내려앉습니다. 그래서 사고가 나지 않도록 간부님들이 엄하게 구시는 것이겠지만, 하루 종일 긴장과 불안 속에 있다 보면 자신감이 땅바닥에 떨어지는 걸 느끼게 됩니다. 다들 젊은이로서 마땅히 병역의 의무를 다해야 한다고 말하지만, 솔직히 크게 와닿지 않습니다. 죄송하지만 정말입니다. 전역하는 선임들을 보면 그렇게 부러울 수가 없습니다.

저는 군생활을 하면서 저도 모르게 조금씩 지쳐갔습니다. 매일 반복되는 일과도 지겹고, 애초에 가졌던 계획도 희미해졌습니다. 개인정비시간에 공부를 하거나 자기계발을 하려고 해도 몸이 말을 듣지 않았습니다. 삶이 피곤하고 아무것도 하기 싫어졌습니다. 울컥 화가 나기도 하고, 내 마음이 왜 이러는지 도무지 알 수 없었습니다. 그러다가 동료들에게 물어보고 간부님에게 얘기하니 정신건강의학과 상담을 받아보라고 했습니다. 순간, 군대가 나를 환자로 만들었다는 생각에 억울한 마음이 들었습니다. 그렇게 외진 신청을 하고 순서가 올 때까지 오래 기다린 끝에 병원에 다녀왔습니다.

생전 처음 받는 진료라서 어떻게 해야 할지 몰라 어리둥절한 제게 군의관님이 우울증상이 있는 것 같다며 조금 심한 상태이니 약물치료를 받아야 한다고 말했습니다. 저 나름대로는 군생활을 잘해보려고 군의관님 권유대로 치료를 시작했는데 벌써부터 힘이 듭니다.

부모님에게 부탁하고 싶은 게 있습니다. "남들 다 하는 건데, 왜 너만 그러냐? 그것도 못 버티면 사회에 나와서 뭘 할 수 있겠느냐?"고 말하지 않았으면 좋겠습니다. 정말 견디기가 힘들어 어렵게 진료까지 받으러 간 것이니까요. 안 그래도 힘든데 가족한테서까지 그런 말을 들으면 절망적일 것 같습니다. 그냥 제 이야기를 따뜻하게 들어주시면 좋겠어요. 누가 저를 대신해서 군생활을 해줄 수 없다는 걸 잘 알고 있습니다. 그냥 가끔은 힘들다고 하소연하고 싶고, 누군가가 들어주기를 바랄 뿐이에요.

선임, 동기, 그리고 후임들에게도 하고 싶은 말이 있습니다. 저는 일부러 아픈 게 아닙니다. 근무를 서고 싶지 않아서 이러는 게 아닙니다. 저도 일과를 뛰지 못하고 외진을 나오면 솔직히 마음이 무겁고 불편합니다. 조금이라도 마음이 편할 수 있게 이해해주시면 감사하겠습니다.

저를 가장 힘들게 하는 것은 저의 우울감보다 주변의 시선입니다. "정신병자다", "폐급('사용할 수 없는 보급품'이라는 뜻의 군대 은어)이다" 등의 말을 들으면 정말로 제가 그런 사람이 된 것 같고 점점 더 혼자 있고 싶어집니다. 하지만 군대라서 혼자 조용히 있을 수도 없습니다. 혼자서 어디라도 가면 전우조가 헐레벌떡 저를 찾으러 옵니다. 그럴 때마다 제가 시한폭탄이 된 것 같고, 도움은 안 되고 민폐만 끼치는 것 같아 괴롭습니다. 군의관님이 아픈 마음이 나으려면 시간이 걸릴 거라고 말씀하셨는데, 제가 그 시간을 견뎌낼 수 있도록 기다려주면 좋겠습니다.

간부님들께도 부탁드리고 싶어요. 늘 저를 챙겨주시느라 고생하시는 것 잘 알고 있습니다. 그런데 가끔 무심코 하시는 말이 상처가 될 때가 있습니다. 부대에 불필요하고 위험한 존재라는 생각에 두렵기도 합니다. '관심용사'라는 말도 그렇습니다. 도저히 용기가 나지 않아 주변 전우들에게 꺼내지 못한 속마음을 힘들게 말씀드렸는데, 다른 간부님들이 다 알고 계시는 것 같을 때는 배신감마저 들어 더 이상 말씀드리기가 꺼려집니다. 점점 어느 누구에게도 말할 수 없게 됩니다. 제일 듣기 싫은 말은 "군인답게, 남자답게 행동하라"입니다. 군인은, 남자는 약한 모습을 보이면 안 되는 걸까요? 이래저래 힘들 때가 많습니다.

저도 정말 군생활을 잘하고 싶습니다. 군생활을 못하고 싶은 사람은 아무도 없을 겁니다. 제가 잘 이겨낼 수 있게 도와주세요. 부탁드립니다.

가까이하고 싶지만
너무 먼 병원

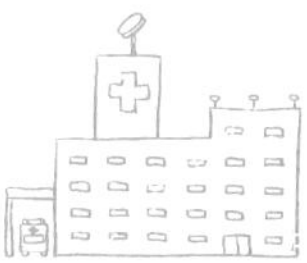

현재 대부분의 군부대는 산골짜기에 위치해 있다. 팅커벨이라고 불리는 괴물 나방이 날아다니고, 봄꽃이 한창인 4월에도 눈이 내리고, 겨울에는 내복을 세 겹씩 입어야 하는 곳들이 보통이다. 수십 년은 족히 되었을 부대시설과 낡은 물자들 틈바구니에서 해맑은 장병들이 생활한다.

야전부대는 쉴 새 없이 돌아가는 전투준비훈련과 교육훈련, 사고예방교육 등으로 항상 바쁘고 긴장감이 돈다. 그 속에서 긴장이 풀려서건 너무 긴장을 해서건 누군가는 다치기 마련이다. 사회에서는 이런 경우에 가까운 병원이나 본인이 원하는 병원에 가면 되지만, 산골짜기에는 병원이 없고, 있다 한들 쉽게 갈 수 없다. 이유가 있다.

대한민국 국민은 모두가 국민건강보험에 가입되어 있다. 질병으로 진단을 받으면 전체 진료비의 10~30% 정도의 돈만 내고, 나머지는 국민건강보험공단에서 지불한다. 하지만 군복무를 시작하면 군대에서 의료비를 전액 부담한다. 식비나 월세, 의료비를 걱정하는 사람은 없다. 나의 선택이 아닌 의무로 복무하는 동안 식사와 주거를 국가가 책임지기 때문이다. 의료 역시 나라에서 책임지기 때문에 비용은 무료다. 문제는 대부분의 군부대가 산골이나 바닷가 오지에 있어서 근처에 병원이 없고, 설사 있더라도 민간 의료기관에서는 생화학전이나 전투 관련 손상, 감염병 등 군에서 필요한 분야를 거의 다루지 않는다는 점이다. 그래서 군은 자체의 의료체계를 만들었다.

군의 의료체계는 부대의 규모에 따른다. 오지에 있는 작은 부대에는 의무실을, 그보다 큰 부대에는 의무대를, 도 단위 정도에는 군병원을, 그리고 군 최고의 의료기관인 수도병원을 두고 있다. 의무실에서 해결할 수 있는 것은 해결하고, 못하는 것은 의무대로, 의무대에서 불가능한 것은 군병원으로, 다시 수도병원으로 옮겨간다.

집단에는 가장 효율적인 시스템이라도 개인에게는 최선이 아닐 수 있다. 군 의료체계 역시 이런 한계를 지니고 있다. 예를 들어 대대 소속의 A 용사가 일과 후 축구를 하다가 코를 다쳤다면 의무실에 가기에 앞서 당직간부에게 먼저 보고를 해야 한다. 자신이 무엇을 하다가 왜 다쳤는지를 설명해야 하는 것이다. 군의관이 상주하며 당직근무를 하는 부대라면 간부

육 · 해 · 공군의 편제

육군 대대(의무소대) – 연대(의무중대) – 사단(의무대)/여단 – 군단

해군 함정/대대(의무실) – 전대(의무대) – 함대(의무대)

공군 대대(의무실) – 전대(의무대) – 비행단(의무대)

의무사령부 수도/대전 병원을 포함한 대부분의 군병원

주간 진료 전달체계

의무실	의무대	군병원	수도/대전 병원
· 의무부사관 또는 군의관 · 진료 및 외진 의뢰서 발급 · 상비약 투약 가능	· 군의관 · 진료, 일부 검사(혈액, Xray) 및 외진 의뢰서 발급 · 전문의약품 처방 가능	· 진료, 전문 검사 · 다양한 전문의약품 처방 가능	· 군병원 기능에 더하여 중증환자 진료 가능

야간 응급진료 전달체계

· **야간당직 간부가 환자 식별**	· **의무대** 야간근무 중인 군의관이 진료	· **군병원** · **민간병원**	· **수도/대전 병원** · **민간병원**

는 A에게 의무실에서 진료를 받으라고 하면 된다. 매우 운이 좋은 경우다. 하지만 현실은 군의관이 부족하여 대대급 부대마다 야간에 군의관이 근무할 수 없다. 그래서 인근 부대의 군의관들이 돌아가며 본인 부대에서 야간 근무를 하고, 어떤 부대에서 환자가 생기면 군의관이 있는 부대로 간부가 환자를 인솔해서 온다. 이를 '권역의료당직시스템'(앞의 도표 참조)이라고 부른다.

군의관이 없는 많은 부대에서는 당직 간부가 의학적 판단을 해야 한다. 의사가 아니기 때문에 본인의 경험으로 판단할 수밖에 없고, 종종 이 판단이 틀리기도 한다. A용사의 경우 코뼈가 부러졌을지라도 간부가 응급이 아니라고 판단하면 군의관을 만날 수 없다. 응급이라고 판단한다 해도 다른 부대의 의무대로 차를 타고 후송하는 데 1시간 정도 걸리고, 군의관이 진료하고 X-ray나 CT를 찍어야 한다고 하면 그 장비가 있는 병원으로 후송하는 데 또 시간이 걸린다. 결국 필요한 검사를 받고 확진을 받아 치료를 시작하는 데만 몇 시간이 소요된다. 여기에 더해 인솔하는 간부도 함께 고생을 한다.

그나마 야간에는 단독으로 움직이는 후송차량을 타고 갈 수 있어 다행이다. 일과시간에는 대형버스에 탑승해서 사단의무대나 군병원으로 후송을 가게 되는데, 좌석이 부족하여 끙끙 앓다가 뒤늦게 가는 경우가 잦다.

의료의 질을 높이려면 군의관만 필요한 게 아니다. 진료를 뒷받침할 장비와 장비를 다루는 의료기사, 의사와 함께 환자를 돌보는 간호사와 간호조무사, 그리고 약과 약사, 소모품까지 모두 있어야 한다. 하지만 산간 오지에 이러한 시설과 군 인력을 투입하는 것은 비효율적이다. 그렇다고 군 의료를 민간에 위탁할 수도 없다. 전쟁 같은 비상사태가 발생했을 때 의료 공백이 생길 수 있기 때문이다. 최근에는 군인이 민간 의료기관을 이용하는 절차가 간편해지는 등 의료시스템을 개선하고 있지만, 갈 길이 멀다.

마음이 아픈 장병이 정신건강의학과 진료를 받으려면 지금까지 설명한 것보다 더 복잡한 절차를 거쳐야 한다. 다른 과와 다르게 정신건강의학과는 진단과 관리, 법적 문제가 까다로운 편이라 오직 정신건강의학과 군의관만 진료할 수 있기 때문이다. 그런데 적은 군의관들 중에서도 정신건강의학과 군의관은 훨씬 더 적어 만나는 것 자체가 어렵다. 게다가 정신건강의학과 군의관이 배치된 부대라도 항우울제나 항불안제 등이 충분히 보급되지 않는다. 나름의 사정은 있다. 정신건강의학과 진료를 받는 장병의 수가 상대적으로 적기 때문에 대량구매해야 하는 중앙조달의 특성상 다양한 약을 구입할 수 없는 것이다. 여러 약을 구입하면 폐기하는 약이 늘어날 수 있고, 이는 나중에 관리문제로 지적된다. 결국 어디에나 쓸 수 있는 몇 종류의 약만 구입할 수밖에 없다.

군생활의 스트레스로 이른바 '멘탈이 터진' B용사가 있다고 하자. 그는 힘들지만 누구에게도 자신의 고통을 쉽게 얘기할 수 없다. 잘못 말했다간 부대에서 폐급이나 정신병자라는 소문이 나버리기 때문이다. 또한 코뼈가 부러진 A용사는 '확인할 수 있는' 아픔을 갖고 있지만, B의 아픔은 겉으로 드러나지 않는다. A는 코뼈가 다시 붙을 때까지 치료기간을 예상할 수 있고 소독을 받거나 흉터를 꿰매는 치료를 받으며 회복해가는 과정을 눈으로 확인할 수 있으나, B는 어두운 표정에 주로 혼자 지내고 주기적으로 일과를 빠지기 때문에 사람들에게 공감받지 못한다. 게다가 정신건강문제에 대한 장병들의 인식이 상대적으로 부족하여 정신적 고통에 대한 이해도가 떨어진다. 결국 A와 달리 B는 같은 부대 장병들에게도 외면받기 쉽다. 이렇게 되면 B의 마음은 점점 늪에 빠진 신발처럼 푹푹 꺼지고 가라앉게 되며, 불안한 마음에 잠을 이루지 못하게 된다. 혼자 괴로워하던 B는 남들의 눈을 피해 조심스럽게 진료실로 찾아오게 되고, 고민 끝에 사단의무대나 군병원의 정신건강의학과에 가서 치료를 받아보려 하지만, 이러한 과정도 B에게는 부담스럽다.

용사는 군의관에게 혼자 갈 수도 없다. 반드시 간부가 동행해야 한다. 진료를 위해 오가는 길에 일어날 수 있는 사고를 예방하고, 향정신성의약품을 관리하기 위해서다. 향정신성의약품의 경우 최대 2주치 정도만 처방받을 수 있고, 용사가 소지할 수 없으며, 약을 먹을 때마다 간부를 찾아가 복약일지에 기록하고 간부 앞에서 약을 먹어야 한다. 용사는 정신건강의학과 진료를 받는 것을 말해야 하는 것도 부담스럽고, 인솔과 복약 등에 간부를 대동하는 것도 불편하다. 하지만 그만큼 사고 가능성을 낮추는 것 또한 사실이다.

군대에는 수많은 A와 B가 있다. 현재의 군 의료체계가 그들을 안전하게 효과적으로 진료하기에는 많은 한계가 존재하고 있는 것이 사실이지만, 가능성은 열려 있다. 현 시스템의 문제와 장단점에 대한 이해를 높이고 다양한 의견을 모아 함께 노력을 지속해간다면 A와 B들에게 미안했던 우리 군의관들의 마음이 가벼워질 날이 올 것이라 믿는다. 어려운 여건 속에서도 이 땅을 지키고 있는 국군 장병들에게 진심으로 응원의 말을 전해주고 싶다.

2

군대에서 호발하는 정신질환

군대는 사회와 다르다.

무엇이건 군대에 들어오면 많은 부분이 달라진다.

사회와 비슷한 듯하면서도 다른,

군대에서 흔히 발생하는 정신질환들을 소개한다.

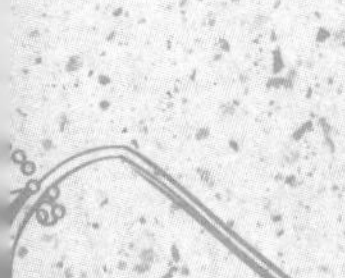

사회와 군대는 정신질환도 다르다?

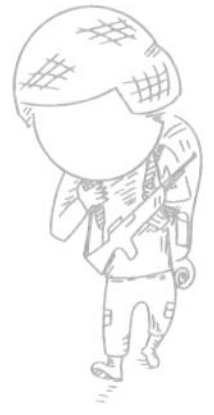

군대에서 흔히 발생하는 정신질환은 사회에서의 정신질환과 차이가 있다. 가장 큰 이유는 인적 구성 때문이다. 사회에서는 남성과 여성의 수가 비슷하지만 군조직에서는 남성이 압도적으로 많아 주로 발생하는 정신질환의 종류와 증상의 정도가 사회와 일정한 차이를 보인다. 또 군인들은 연령대가 젊고 좁기 때문에 노인성질환인 치매나 아동청소년질환인 발달장애가 거의 없다. 또한 특정 정신질환을 가지고 있는 경우에는 입대 자체가 불가능하기 때문에 조현병이나 양극성 정동장애, 주요 우울장애, 지적장애 등은 군조직에서 찾아보기 어렵다.

군조직의 인구 특성에 더해 특수한 군대문화가 차이를 만들기도 한다. 신체적인 강함뿐 아니라 정신적인 강함을 중요시하는 군대문화는 정신적인 어려움으로 도움을 요청하는 것에 대해 부정적으로 반응한다. 사회에서는 '정신교육'이라는 단어가 좋은 의미도 나쁜 의미도 아니다. 정신건강 전문가들에게는 정신질환의 특성과 진단 및 치료에 대해 교육한다는 뜻이고, 병원에서는 약을 처방하듯 정신교육을 처방하고 시행할 수 있다. 그에 비해 군대에서 정신교육은 완전히 다른 의미로 쓰인다. 국가관이나 국군의 이념, 적과 사회체제에 대한 이해와 특정 관점을 가지게 할 목적으로 실시하는 것이 군대에서의 정신교육이다. 또한 각종 사건사고가 발생했을 때 재발을 막기 위해 군기를 잡으려고 훈육하는 것 역시 정신교육이라고 한다. 이처럼 '정신'이라는 용어에 대한 관점이 다르기 때문에 군대에서 정신적 어려움을 겪고 있다는 말은 정신질환을 가지고 있다는 것보다 더 많은 문제를 지닌 것으로 이해되며, 그렇기 때문에 사회에서보다 부정적으로 평가하는 경향이 있다.

사회와 다른 군대만의 특성은 또 있다. 간혹 군인들 중에서 병영생활을 좀 더 편하게 하거나 기피하기 위한 목적으로 정신건강의학과에 방문하는 경우가 있다. 이와 반대로 간부들은 군생활을 계속하기 위해 자신의 질환을 숨기기도 한다. 전보다 개방적으로 변했다고는 하나 고립된 환경 역시 군조직에서 자주 발생하는 정신질환에 영향을 준다.

군대만의 이 같은 특성들은 정신질환의 종류와 심각도뿐 아니라 도움을 요청하는 방법이나 치료 과정에 적지 않은 영향을 미친다. 다음에 소개하는 사례들에서 이러한 영향에 대해 기술했다.

공황장애 1

군사경찰은 왜 갑자기 쓰러졌을까?

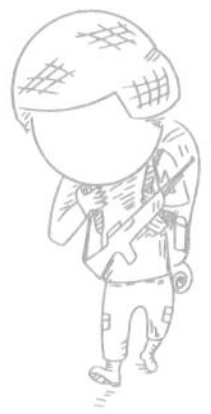

건장한 체구에 다소 시무룩한 표정의 용사가 진료실 안으로 들어왔다. 군사경찰인 A는 어떻게 오게 되었느냐는 질문에 머뭇거리며 대답했다.

"내과 군의관님이 정신건강의학과로 가라고 해서…."

그는 입대 전에는 정신건강의학과에 한 번도 가본 적이 없다고 했다. 중고등학교 때에는 친구가 많지는 않았지만 잘 지냈고, 가정 형편도 나쁘지 않았다. 공부는 잘하는 편은 아니었지만, 집 근처의 대학교에 진학할 정도는 되었다. 1학년을 마치고 입대한 그는 수줍음이 많은 보통 남자였다.

A는 훈련소에서 간부들이 자신의 체격을 보고 군사경찰에 지원하라는

얘기를 들었다. 기왕 군대에 갈 바에야 군사경찰로 복무하며 소심함을 극복하는 것도 좋을 것 같아 지원했고, 군사경찰이 되어 현장 근무에 투입되었다. 그런데 첫 근무를 시작한 지 1시간 만에 그 자리에 주저앉고 말았다.

부대 정문을 지키는 근무에 투입된 그는 바른 자세로 꼿꼿이 서 있어야 했고, 방문객과 차량들을 절차에 맞춰 일일이 확인해야 했다. 도중에 예상치 못한 상황이 발생하면 즉각 선임에게 도움을 요청도 해야 했다. 이런 일이 몇 번 반복되면서 그의 얼굴은 점점 백지장이 되었고, 숨이 가빠지면서 가슴이 답답해지는가 싶더니 어느 순간 눈앞이 흐려졌다. 그리고 그 자리에 주저앉고 말았다.

처음에는 긴장하면 그럴 수 있다고 생각했고, 선임들도 위로해주었다. 하지만 다음 근무가 다가오자 점점 불안해졌고, 근무를 시작한 지 10분도 안 되어 다시 쓰러졌다. 온몸에 식은땀이 나고 숨이 차고 어지러워 더 이상 버틸 수가 없었다. 이후 그는 병영생활 상담관과 수차례 상담하며 적응하려고 노력했지만 별 효과가 없었다. 치료가 필요하다고 생각한 상담관이 그에게 먼저 의무대 진료를 권했고, 상황을 들은 중대장도 필요성을 인정하여 내과로 가서 진료를 받았다. 그리고 그는 다시 정신건강의학과로 보내졌다.

A는 정신건강의학과에 오게 된 것이 다소 억울한 듯했다. 자신의 생각과 달랐던 것이다. 부정맥과 기립성저혈압에 대한 검사는 이미 내과에서 마친 상태였고, 경련성질환의 가능성은 낮아 보였다. 그에게 공황장애에

대해 설명하고, 현재 가장 가능성이 높은 질환이라고 알려주었다.

“그거 연예인들이 많이 걸리는 거 아니에요? 그럼 평생 앓는 건가요?”

공황장애만 있다면 비교적 쉽게 완치가 가능하다고 설명해주고, 약을 처방하기 전에 인지행동치료를 먼저 받아볼 것을 권했다. 약은 증상을 조절하는 데 효과적이지만, 아직 젊고 시간적 여유가 있어 인지행동치료를 하는 것이 장기적으로 더 도움이 될 것 같았다.

A는 잠시 고민하더니 매주 한 번, 한 시간씩, 12번만 만나면 된다는 말에 고개를 끄덕이며 시작해보겠다고 예약을 신청했다.

진료를 마친 A는 다소 안정을 찾은 듯 보였다. 하지만 여전히 다시 쓰러질지 모른다는 걱정은 떨치지 못했다. 다음 시간에 방문한 그가 조심스럽게 입을 열었다.

“혹시 약을 좀 처방해주시면 안 되나요? 소견서도 좀….”

사실 그는 약을 먹어야 할 정도의 상태는 아니었다. 왜 약이 필요하냐고 묻자 그가 주저하며 말했다.

“정신건강의학과 다니는데 약을 안 먹으니까 사람들이 꾀병이라고 해서요.”

어떤 상황인지 짐작되었다. 일단 소화제를 처방하고 상황을 지켜보기로 했다. 소견서도 발급했다.

과연 효과가 있었다. 소화제였지만 약을 먹는 모습을 보고 꾀병이라는 소문이 잦아들었고, 인지행동치료도 효과를 보여 8회째부터는 눈에 띄게 좋아졌다.

A는 주변 눈치가 보이기도 하고 이미 건강해진 것 같다며 치료를 그만 받고 싶다고 말했다. 그렇게 마무리 시간을 갖고 나서 필요할 때 다시 진료받기로 하고 치료를 종료했다.

공황장애를 겪는 유명인들이 많아서인지 일반인들도 공황장애증상에 대해서는 비교적 잘 알고 있다. 그런데도 얼마든지 완치가 가능하다는 사실은 잘 모른다. 공황장애는 짧은 기간에 치료할 수 있고, 치료 후에 삶이 전보다 더 나아지는 경우가 많은 질환이다. 증상이 나타나면 걱정하지 말고 정신건강의학과 진료실을 찾아가기 바란다.

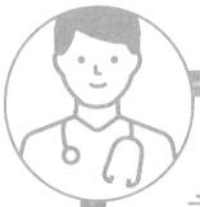

헌병? 군사경찰!

2020년 국방부는 헌병을 군사경찰로 병과 명칭을 변경했다. 헌병이란 명칭은 1870년대부터 일본이 사용해 부정적인 이미지가 남아 있고, 그 의미가 수사에만 국한되어 다양한 임무를 수행하는 병과의 정체성을 정확히 표현하지 못하기 때문이다. 또 인권 관련 논란이 많았던 영창제도를 폐지하고, 군기교육과 감봉, 견책 등의 제도를 도입했다.

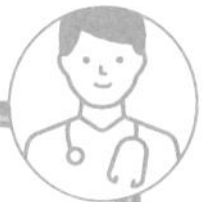

공황발작? 공황장애?

공황장애는 공황발작이 일어난 후 다시 공황발작이 일어날까 봐 걱정하면서 생활에 방해가 되는 행동이 1개월 이상 나타나는 질환이다. 공황발작은 가슴이 두근거리면서 숨이 막히고, 어지럽고 죽을 것 같은 공포가 느껴지는 것이다. 이 같은 공황발작이 있었어도 재발에 대한 걱정이나 행동의 변화가 1개월 이상 나타나지 않았다면 공황장애로 진단하지 않는다.

공황발작은 갑상선기능항진증이나 심장질환, 폐질환에서도 일어날 수 있다. 따라서 공황발작이 있었다면 반드시 내과검사를 받아야 한다.

공황장애 치료는 어떻게?

공황장애는 그 증상에 계속 집중하여 더 심각한 일이 일어날지 모른다는 불안한 생각에 증상이 더 악화되곤 한다. 가슴이 두근거리는 것에 집중하면 가슴이 더 두근거리게 되고, '또 공황발작을 하네', '내가 미칠지도 몰라'라면서 불안감을 키우는 식이다. 그러면 한때의 증상이 더 커지고 강해지다가 정말로 공황발작을 일으키게 된다. 이러한 과도한 반응과 악순환을 차단하는 훈련을 실시하는데, 바로 인지행동치료다.

먼저 공황발작 상황에서 떠오른 부정적인 해석을 종이에 적게 한다. 그리고 그 해석이 객관적으로 정확한지, 그 해석을 뒷받침하는 증거가 있는지, 아니면 반박하는 증거가 있는지 등을 전문의와 함께 찾아간다. 처음에는 환자가 부정적인 해석에 따른 증거들만 찾아내지만 차차 반박하는 증거를 찾을 수 있게 되고, 그러면서 자신의 부정적인 해석을 스스로 믿지 않게 된다. 이러한 인지요법과 함께 행동요법도 배운다. 숨이 가빠지는 등의 증상이 나타났을 때 호흡을 조절하여 증상을 완화하는 호흡법이나 이완요법 등을 익히는 것이다. 인지행동치료는 생각을 바꾸는 인지요법과 행동을 통해 증상을 완화하는 행동요법을 통칭하여 붙여진 이름이다.

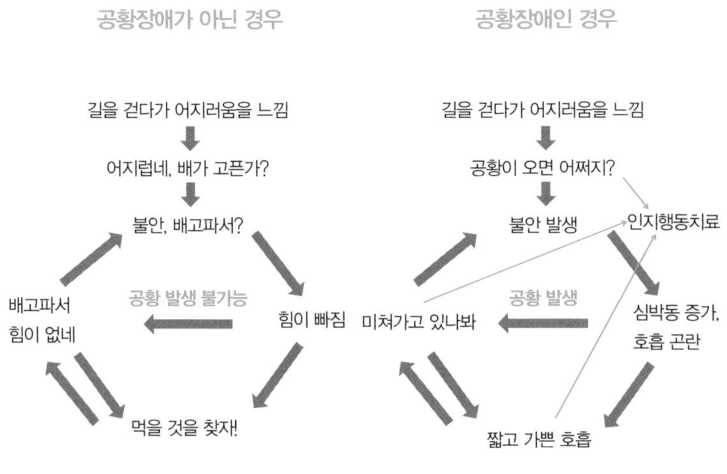

공황장애 2

버스를 타면 숨이 막혀요

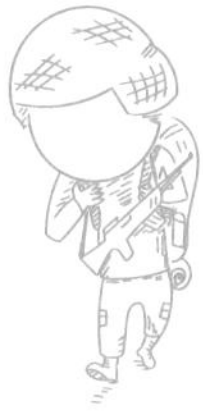

몸집이 큰 신병이 진료실에 와서는 위병소 근무의 어려움을 토로했다. 구릿빛 얼굴에 목소리는 크고 우렁찬 편이었다. 군생활에 적응하기가 어려워서 방문한 것 같지 않아 보이기에 군복무를 끝까지 마치고 싶으냐고 물어보니 당연히 만기로 전역하고 싶다고 대답했다.

"어떤 점이 불편한가요?"

"사실 군에 입대하기 전부터 있었던 문제인데요. 사람이 많은 쇼핑몰 같은 곳에 가거나 다른 부대로 이동하기 위해 버스를 타면 불안하고 답답해서 견디기가 어려워요."

훈련받을 때는 그럭저럭 참을 만했는데, 전입 후 위병소에서 근무하기 시작하면서 갑자기 숨이 막히고 가슴이 심하게 뛰면서 미칠 것 같은 느낌이 들곤 한다는 것이었다. 10분 정도 지나면 좋아지긴 하지만 다시 발작이 올 것 같아 불안하다고 했다.

그는 광장공포증을 동반한 전형적인 공황장애로 보였다. 약물치료로 호전될 수 있는 증상이어서 항불안 효과가 있는 약물을 처방하고 일주일 뒤 다시 보자고 했다. 다시 내원한 그는 갑자기 죽을 것처럼 가슴이 막히는 증상은 완화되었는데, 약을 먹어서 그런지 아침에 졸음이 몰려와 위병소 근무 중에 조는 일이 많아졌다며 어려움을 호소했다. 선임들과 동기들은 괜찮다고 하지만 업무를 끝까지 완수하지 못하는 스스로가 부끄러워서 약을 줄이고 싶다고 했다. 그래서 약을 줄이고 인지행동치료를 병행하며 갑작스러운 상황에 대처하는 방법을 알려주었다.

2주 후 다시 진료실을 찾은 그는 이전처럼 심한 공황발작을 겪지 않았다면서 비교적 만족해했다. 그러나 생활관에서 사람들과 같이 모여서 점호 등을 받는 것이 아직도 어렵다고 했다. 약물을 더 많이 복용하면 근무를 못하게 될 것 같아 두렵다고 해서 투약은 늘리지 않고, 인솔 간부와 상의 후 소견서를 부대에 제출하고 점호에서 열외할 수 있는 조치를 취하도록 안내했다.

대부분의 용사는 복무 중에 부상을 당하더라도 어느 정도 만족할 만한 치료와 대우를 받을 수만 있다면 만기전역하고 싶어 한다. 그렇지 않으면 마음이 꺾이기 마련이다. 정신질환도 다르지 않다. 제대로 치료를 받을 수 있으면 정신질환이 있어도 끝까지 복무하려고 한다. 이러한 의지가 있는 용사들에게는 치료뿐 아니라 인사행정적 조치를 적극적으로 취하는 것이 중요하다.

광장공포증도 공황장애?

공황장애는 앞에서 설명한 대로 공황발작이라는 고통의 순간에 이어서 따라오는 몸의 반응과 공황발작이 다시 발생할지 모른다는 예기불안을 특징으로 한다. 그런데 이런 공황장애가 광장공포증을 동반하는 경우가 많다. 이것을 특정하여 '광장공포증을 동반한 공황장애'라고 말하기도 한다.

광장공포증은 무엇일까? 흔히 넓은 공간에서 느껴지는 불안감이라고 생각하기 쉽지만, 정확히 말하면 쉽게 벗어나지 못하거나 도움을 받기 어려울 것 같은 장소에 들어섰을 때 느끼는 공포감을 뜻한다. 그런데 그 장소가 사람이 많이 붐비는 곳일 때가 많다. 예를 들어 버스, 비행기, 영화관 같은 곳이 광장공포증을 쉽게 유발한다.

군대도 그렇다. 사람이 많고 쉽게 벗어나기 어려울 것 같은 곳이다. 아침점호를 하는 연병장, 저녁점호를 하는 생활관, 상황실, 위병소, 주말에 붐비는 PX, 각종 종교시설 등은 광장공포증을 유발하기에 쉬운 환경이다. 또한 통제받는다는 사실에서 오는 압박감도 광장공포증을 악화시키는 요인이 된다.

광장공포증에 걸리면 군복무에 큰 어려움을 느낄 수밖에 없다. 아침부터 저녁까지 이어지는 작업도 그렇고, 밤에도 잠을 제대로 이루지 못한다. 하지만 크게 걱정할 일은 아니다. 약물치료나 인지행동치료로 증상을 조절할 수 있다. 다만 치료 과정에서 부대와 동기들의 배려가 필수적이다.

공황장애 3

훈련소에서 처음 겪은 이상 징후

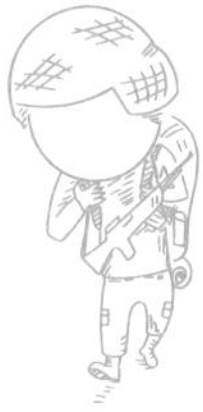

다소 도도해 보이는 인상의 B일병이 진료실을 찾아왔다.

"정신건강의학과에 가보라고 해서요."

그는 앉자마자 대뜸 자신을 군복무의 피해자라고 말했다. 훈련소에 들어오고 나서 갑자기 가슴이 답답하고 숨 쉬기가 힘들어지는 증상이 나타났고, 때로는 죽을 것 같은 느낌마저 든다고 했다. 또다시 그와 같은 증상이 언제 나타날지 몰라 불안에 시달린다고도 했다. 입대 전에는 전혀 그런 증상이 없었고 군생활 때문에 생긴 것 같다며 한숨을 지었다. 의료기록을 보니 내과에서 각종 검사를 실시했는데 모두 정상으로 나와 정신건강의학과로 의뢰된 용사였다.

B일병은 대기업 임원인 아버지와 서먹한 관계였다. 매사에 엄격하고 일밖에 모르는 아버지와는 어릴 때부터 함께한 시간이 많지 않았고, 입대 전까지도 얼굴을 자주 보지 못하는 사이로 지냈다. 어머니와는 비교적 원만하게 지냈지만 자신의 고민을 털어놓을 정도로 가깝지는 않았다. 부모와의 특별한 추억도 없었고, 학교폭력 등을 경험한 것도 아니었다. 대체로 무난하게 살아온 청년이라고 할 수 있었다. 조금 특이한 점이라면 수도권에 있는 명문 대학의 전문대학원에 다니다가 현역으로 입대한 것이었다.

전문대학원은 아버지의 뜻에 따라 지원했는데, 처음으로 집을 떠나 생활하면서 유급을 당하게 되었다. 난생 처음 겪는 실패였고, 이 때문에 부모님과 갈등을 겪으면서 스트레스가 심해졌다. 스트레스를 해소하려고 술을 마시기 시작했고, 점점 더 마시는 횟수가 늘어나면서 어느덧 술을 마시지 않는 날이 없게 되었다. 그러던 중 문득 '내가 이러다가 인생에서 낙오하는 게 아닐까?'라는 두려운 생각이 들어 학교 상담실에서 상담을 시작했고, 상담은 1년 이상 지속되었다.

그는 자신의 이야기를 들어주는 상담시간이 좋았다. 하지만 학교 상담실은 진단이나 약물치료가 불가능하기 때문에 치료에 한계가 있었고, 진단서나 의료기록도 남기지 않아 얼마나 효과가 있는지는 알 수 없었다.

진단 결과는 공황장애였다. B일병과 부모님의 동의를 받아 약물치료를 시작하기로 했는데, 그는 처방한 약물의 효과와 부작용 등을 자세히 물었고, 설명을 듣고 나서도 여러 번 반복해서 확인했다.

2차 진료에서 그는 약을 먹으면 졸려서 업무를 볼 수 없다며 투덜거렸다. 인터넷으로 본인의 약에 대해 검색해본 것 같았으며, 눈치를 보면서도 부정적인 감정을 그대로 표현하는 등 상급자에게와 마찬가지로 군의관에게도 조심성과 경계심을 보였다.

약을 조절했는데도 증상에 변화가 없어 결국 입원치료를 시작했다. 그는 군병원에 입원해 있는 동안 공황장애증상이 약화되었지만 우울감은 계속 있었고, 퇴원 무렵이 되어서는 오히려 증상이 심해지는 양상을 보였다.

부대에서는 현역복무부적합심사(줄여서 '현부심'이라고 함)를 제안하기에 이르렀고, B일병과 부모님도 이에 동의했다. B일병은 인생에서 실패자라는 딱지를 붙이게 되는 것 같다고 걱정하면서도 전역을 원하는 복잡한 심정을 드러냈다. 현재 상태로는 정상적인 부대생활이 불가능하다는 부대장의 의견에 따라 마침내 현부심이 진행되었고, B일병은 정신건강의학과의 소견서를 받아가기도 했다.

이후 B일병은 다시 진료실에 오지 않았다. 이유는 여럿일 수 있지만, 그게 무엇이든 그가 건강하고 행복하길 바라는 마음이다.

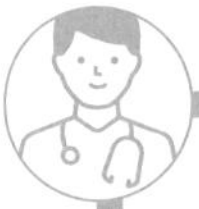

정신건강의학과 약은 졸음을 부른다?

군부대에서 흔히 처방되는 정신건강의학과 약은 주로 항우울제와 항불안제, 수면제다. 항우울제는 향정신성의약품이 아니지만, 항불안제와 수면제의 대부분은 향정신성의약품으로 분류된다.

향정신성의약품은 긴장을 풀어주어 불안감을 줄이는 대신, 나른하고 졸린 느낌을 주게 된다. 그에 비해 항우울제는 종류에 따라 졸리지 않은 약도 있고 졸린 약도 있다. 기계를 다루거나 운전을 하는 장병이 약을 먹으면 사고 위험이 높으므로 주의가 필요하다.

수면장애 1

도저히 잠을 못 자겠어요

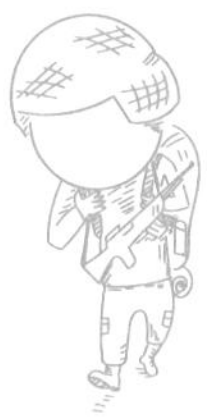

C일병이 힘든 기색이 역력한 얼굴로 진료실 문을 두드렸다.

"잠을 못 자겠어요."

상당한 피로감 때문에 내과 진료를 받았는데, 내과에서는 특별히 해줄 것이 없다면서 정신건강의학과에서 불면증 진료를 받아보라고 해서 오게 되었다고 했다.

군 입대 전에는 없던 증상이었다. 훈련소에 들어오면서부터 잠을 자기가 어려워졌다고 해서 이야기를 더 들어보니 실은 이제까지 한 번도 남들과 같이 자본 적이 없다는 것이었다. 4살 때부터 부모님과 떨어져 다른 방에서 자기 시작했고, 고등학교 때까지 그렇게 쭉 집에서만 생활했다. 다소 예민한 편이어서 잠을 자다가 거실에서 나는 소리에 깨기도 했는데, 이를 안 부모님이 주의를 해서 문제가 되지는 않았다. 대학에 들어가서는 잠자리 걱정 때문에 기숙사도, 원룸도 포기하고 방음이 잘 되는 오피스텔을 얻어 혼자서 생활했다.

입대 후 결국 문제가 터지고 말았다. 한 공간에서 많은 인원과 같이 자는 것도 힘들었지만 제일 참기 힘든 것은 코를 고는 소리였다. 귀마개를 해보았지만 소리가 아예 안 들리는 것도 아니었고, 오히려 귀마개가 불편해서 잠이 더 오지 않았다. 그렇게 몇 달을 제대로 자지 못했고, 주말이나 휴식시간에 겨우 잠을 보충하며 견뎌왔다.

C일병은 잠을 못 자는 것 외에 다른 문제는 없어 보였다. 그래서 불면증으로 진단하고 약을 처방해주며 주의사항을 설명했다. 그런데 그가 약에 대한 거부감을 드러냈다. 군에 오고 싶지 않았는데 억지로 와서 정신병 환자가 되는 것 같다며 약까지 먹고 싶지 않다는 것이었다. 일단 그의 의사를 존중하여 약물치료는 강요하지 않고 그의 말을 더 들어보기로 했다.

그는 모든 활동이 단체로 돌아가는 군대에서 자신만의 공간이 없는 것도 힘들어하고 있었다. 같은 남자들끼리라고 해도 자고 생활하는 곳뿐만 아니라 샤워시설까지 공용이라 화장실을 제외하고는 맘 놓고 쉴 수 있는 곳이 없다며 불평했다. 다른 용사들은 그럼에도 잘 지내는 것 같아 스스로 이상하게 생각하기도 했으나, 학교 다닐 때만 해도 자신과 비슷한 의견을 가진 친구들이 있어서 자신이 아주 별난 존재라고 여기지는 않는다고 했다. 자신이 이상하다기보다는 군대가 특수하니까 본인이 적응해야 하는 건 알겠는데 그게 말처럼 쉽지 않다는 것이었다. 그는 자신의 증상에 대해 어느 정도 파악하고 현실적인 측면까지 고려하고 있었다.

C일병이 스스로의 어려움에 대해 비교적 잘 알고 있는 듯해서 어떤 계획이 있는지 물었다. 솔직한 심정으로는 하루빨리 군대라는 곳을 벗어나고 싶은데 잠 때문에 나갈 수는 없을 것 같다면서 일단은 그나마 도움이 되는 귀마개에 적응해야겠다고 말했다. 그래서 그와 함께 스마트폰을 사용할 때나 다른 여가시간에 귀마개를 틈틈이 사용해서 적응하는 방법을 논의하고, 불면은 단순히 잠을 못 자는 것 외에도 지속될 경우 피로가 쌓여 업무 중 사고가 발생할 위험이 많을뿐더러 기분장애나 불안 같은 다른 정신적 문제가 추가로 발생할 수 있으니 가볍게 생각하지 말고 필요하면 다시 정신건강의학과를 방문하라고 말해주었다.

그 뒤 C일병은 정신건강의학과에 오지 않았다. 우연히 마주칠 기회가 있어 확인해보니 크게 나아진 것은 아니지만 적응하려고 계속 노력 중이라고 했다.

현대인들은 어렸을 때부터 혼자 자는 것에 익숙하여 군대에서처럼 집단생활을 하게 되면 불면을 호소하는 경우가 많다. 하지만 크게 걱정할 일은 아니다. 정도에 따라 다르지만 수면제를 먹지 않고 생활습관을 바꾸는 것만으로도 불면을 해소할 수 있다.

수면장애를 유발하는 환경과 예방법

일반적으로 수면장애는 교대근무나 야간당직 등 불규칙한 수면주기를 초래할 수 있는 환경에서 호발한다. 또 다수의 사람이 함께 자면서 소음이 지속적으로 발생하는 환경에서도 쉽게 생기고, 온도나 습도가 너무 높거나 낮을 때에도 발생할 수 있다. 그런 면에서 군대의 근무환경은 수면장애가 생기기 쉽고, 실제로 많은 장병들이 수면장애를 호소한다.

수면장애 중에서 가장 흔한 경우는 불면증이다. 침대에 누웠는데 30분 이상 잠이 오지 않거나, 자는 중간에 계속 깨거나, 일찍 일어나 다시 잠들지 못하는 등의 증상을 보인다.

군대에서는 불침번이나 당직근무 등으로 수면 리듬이 깨져 아침에는 피로를 호소하고 밤에는 숙면을 취하지 못하는 경우가 많다. 특히 야간근무가 많은 장병들에게 이런 증상이 많이 나타난다. 그래서 야간근무를 선 다음날에 잠을 잘 수 있도록 '전투휴무'를 제공하는데, 편히 잠을 이루지 못할 때가 많다. '일주기성'과 '수면항상성' 때문이다.

일주기라고 부르는 신체시계의 하루는 24시간이 아니다. 우리 몸속에 있는 시계의 하루는 24.2~24.9시간이다. 그래서 시간을 모른 채 생활하면 자는 시간이 점점 뒤로 밀리게 된다. 지구 기준으로 하루는 24시간이지만, 신체시계의 하루는 24시간이 넘기 때문에 그 차이만큼 점점 늦게 자게 되는 것이다. 이런 일주기성에 더해 일을 하고 휴식을 취하는 패턴인 수면항상성이 수면의 질과 양을 조정하는데, 이것이 잠에 직접적인 영향을 준다. 밤이 되면 멜라토닌이라는 호르몬이 분비되어 잠을 자게 해주는데, 야간근무가 끝나고 낮에, 그것도 햇빛이 있는 상태에서 자려고 하면 멜라토닌이 나오지 않아 잠을 자기가 어렵다. 어떻게 잠에 들어 충분한 시간을 잔다 해도 피로감을 느끼는 경우가 많다.

불면증이 생겼다면 혼자 고민하지 말고 정신건강의학과 군의관의 조언을 구하는 것이 좋다. 침상 주변의 환경을 어떻게 개선할지, 수면제를 먹는 것이 좋을지, 야간근무 일정을 조정할 수 있는지, 그리고 그에 따르는 인

일주기 리듬과 수면항상성

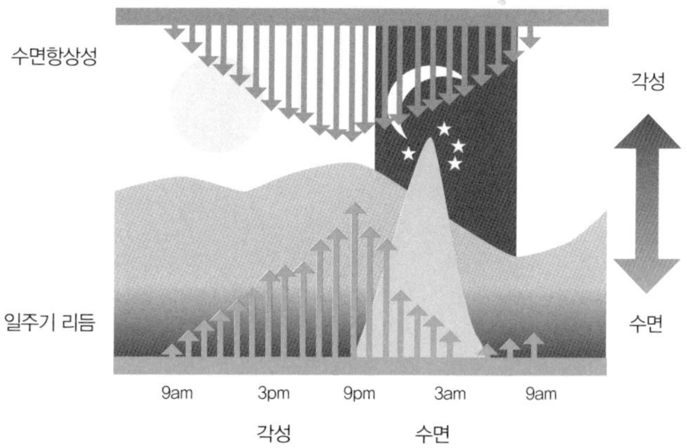

사행정적 조치가 필요한지 등을 상의하면 적절한 도움을 받을 수 있다.

야간근무 일정을 조정하는 방법은 사람의 일주기가 약 25시간 정도라는 점을 감안하여 다음 교대근무시간을 2시간씩 뒤로 배정하는 것이다. 이렇게 해서 일주기가 한 바퀴 더 돌아오도록 12일을 근무하면 불면증이 덜 생긴다. 실제로 교대근무가 일상적인 병원 직원들은 이런 방법으로 일정을 조율하곤 한다. 그 외의 방법으로 이틀을 교대근무한 후 일주일가량 교대근무를 하지 않는 것도 있다. 물론 이 같은 방법을 적용하려면 필요 인력을 확보해야 한다.

일정을 조정하는 방법을 쓸 수 없다면 낮에 퇴근할 때 햇빛을 최대한 피하는 것이 상책이다. 긴팔 옷에 모자와 선글라스를 쓰는 등 햇빛의 영향을 받지 않는 것이 좋다.

수면장애 2

앉기만 하면 잠이 쏟아져요

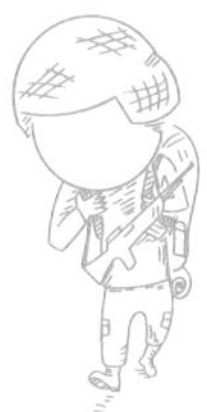

D일병은 잠이 너무 쏟아져 어떻게 해야 할지 모르겠다며 진료를 받으러 왔다. 부대 상황실에서 근무하는 용사였다.

D일병은 근무가 아닐 때는 그렇게 졸리지 않는데 상황실의 CCTV 모니터 앞에만 앉으면 잠이 몰려와 5분 안에 자게 된다고 했다. 사실 그게 처음은 아니었다. 학교에 다닐 때에도 책상에 앉기만 하면 졸음이 와서 수업을 제대로 들어본 적이 없었다.

처음에는 같이 근무하는 당직 사관들이 혼을 내는 바람에 억지로 참고 참아서 20분 정도는 버텨보기도 했지만, 다시 긴장이 풀리면 어김없이 깊은 잠에 빠져들었다. 그런 일이 반복되자 그럭저럭 참고 넘어가준 동료들마저 등을 돌려 화를 내기 시작했고 생활관에서도 말을 붙이려 하지 않았다. 그러면서 근무 때뿐만 아니라 생활에서도 스트레스를 받게 되었고, 잠에 약한 것이 혹시 무슨 병 때문은 아닌지 걱정이 생겼다. 인터넷을 검색해보니 기면병에 걸리면 순식간에 잠에 빠진다고 하고, 환자들의 후기를 읽어보니 꼭 자기 이야기인 것만 같았다. 아무래도 검사를 받아보는 게 좋겠다고 생각한 그는 정신건강의학과의 문을 두드리게 되었다.

기면병은 군에서 의병전역의 사유에 해당된다. 그래서 진단기준을 검토해보았는데, 확진할 수 있는 다른 증상이 전혀 없었다. 다만 코골이가 심하다는 점에 비추어볼 때 수면무호흡증일 가능성이 의심되었다. 하지만 군병원에서는 수면다원검사가 불가능하다. 정확한 진단을 위해 휴가기간에 민간 병원에서 검사를 받아볼 것을 권유하고 진료를 마치려고 했다. 그때 그가 지금도 너무 불편하고 눈치가 보인다면서 각성제라도 처방해줄 것을 부탁하여 소량을 처방한 후 반응을 보기로 했다.

얼마 후 그의 반응을 살펴보니 각성제는 별 효과가 없었고, 검사 결과도 일차성 과다수면으로 나와 의병전역의 사유에도 해당하지 않았다. 부대에서는 고심 끝에 D일병을 전출시켜 다른 환경에서 근무하도록 조치했다.

군대에서 졸음을 유발하는 근무환경들 가운데 하나가 상황실이다. 상황실은 온도나 소음의 정도가 잠을 부르는 요소로 작용할 뿐만 아니라 교대근무를 함께 하는 인원이 적은 탓에 장시간 근무를 하는 경우가 많고, 쌓인 피로로 잠에 약해지기 쉽다. 개선이 필요하다.

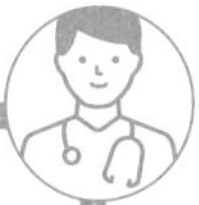

과수면과 기면병

학교에서 보면 수업은 거의 듣지 않고 아침부터 조는 학생이 있다. 회사에서도 회의시간에 조는 사람이 있다. 이렇게 졸음을 참지 못하는 사람들의 증상을 일컬어 '과도한 주간 졸림(excessive daytime sleepness)' 이라고 부른다. 단순히 조는 정도가 아니라 몇 시간씩 잠에 빠지는 경우도 있는데, '일차성 과다수면(primary hypersomnia)' 또는 '기면병(narcolepsy)' 으로 진단할 수 있다.

기면병은 과도한 잠에 더해 마취총에 맞은 것처럼 몸이 마비되어버리는 탈력발작이 특징적으로 나타난다. 수면다원검사를 해보면 잠들자마자 렘수면(Rapid Eye Movement Sleep. 몸은 자는데 뇌는 깨어 있는 상태)이 나타나며, 뇌척수검사에서도 이상이 보여 확진할 수 있다. 일차성 과다수면은 그와 같은 특징을 보이지 않는다.

일상생활에서 현저한 장애가 있다고 증명되면 공익근무요원 판정기준인 신체급수 4급을 받을 수 있으나, 검사로 증명하기가 쉽지 않다. 증명을 한다 해도 이미 입대했다면 의병전역이 불가하다. 하지만 정신건강의학과에서 처방하는 약을 복용하면 증상을 완화시킬 수 있다.

적응장애 1

잘못한 게 없는데 '폐급' 취급을…

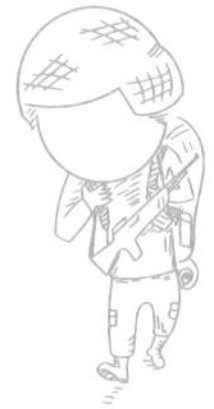

"이 용사가 국방헬프콜에 연락해서 생활관에서 폭력을 당했다고 신고했어요. 정신건강의학과 치료를 원한다고 해서 데리고 왔습니다."

E용사와 동행한 간부가 조심스럽게 입을 열었다. 그는 전후 사정을 간략히 설명하고는 잘 부탁한다는 말을 남기고 진료실 밖으로 나갔다. E용사의 상태는 이미 병영생활 상담관이 상담을 진행하고 있던 터라 어느 정도는 들어 알고 있었다.

한동안 말이 없던 용사는 눈물을 흘리며 말했다.

"이런 일이 왜 반복되는지 모르겠습니다. 저는 잘못한 게 없는데…."

E용사가 자신의 이야기를 털어놓기 시작했다. 초등학교에 들어가기 전에는 남부럽지 않은 행복한 삶을 살았다. 가족은 화목했고, 경제적으로도 큰 어려움이 없었다. 수줍음을 많이 타는 성격이었지만, 가족과 함께 있을 때는 전혀 문제될 것이 없었다. 하지만 초등학교 입학식 이후로 모든 게 달라졌다. 형제 없이 자란 E용사는 다른 친구들과 함께 지내는 것이 힘들었다. 누군가가 다가와주기를 바랐지만 오지 않았고, 다가왔다가도 이내 떠나갔다. 그런 일이 반복되면서 상처를 받은 그는 친구들을 멀리하게 되었다. 그에게 휴식처는 집뿐이었다.

상황은 중고등학교에 진학하면서 더 악화되었다. 자신한테 욕을 하거나 때리는 무리가 생긴 것이다. 하지만 E용사는 부모님께 말할 수 없었다. 가정 형편이 어려워진 상황에서 괜한 얘기를 했다가 걱정거리만 늘어나는 게 싫었다. 부모님에게 못난 자신의 모습을 보이는 것도 마음에 걸렸다. 그러는 사이 학교폭력은 점점 심해졌고, 결국 아들의 얼굴에 난 상처를 본 어머니가 눈치를 채게 되었다.

어머니는 바로 학교와 가해자에게 거세게 항의했고 그 때문에 E용사의 처지는 더 힘들어졌다. 괴롭힘을 당하는 일은 줄어들었지만, 아무도 다가오려 하지 않고 뒤에서 수군거리는 친구들 모습만 봐야 했기 때문이다. 외톨이가 된 그는 도리어 어머니에게 화를 내는 일이 잦아졌고, 어머니와 관계도 전과 같지 않게 되었다.

E용사는 탈출구를 찾는 심정으로 어차피 가야 할 군대나 가자며 조기에 입대를 지원했다. 그는 훈련소가 좋았다. 처음으로 서로를 챙겨주는 분위

기를 경험하면서 몸은 힘들어도 마음은 편했다. 그러나 자대배치를 받고 나서는 이전의 학교폭력 장면이 종종 떠올랐다. 일을 제대로 못해 선임이 다시 알려줄 때에도 두려움이 느껴졌다. 선임이 자신을 혼내려는 게 아니라는 걸 알면서도 심장이 두근거리고 불안감이 엄습했다. 그러다 보니 실수는 고쳐지지 않았고 그것이 반복되면서 '폐급' 신세가 되어갔다.

폐급으로 낙인이 찍히자 부대 사람들 모두가 그를 무시하기 시작했다. 그나마 학창 시절에는 힘들고 욕을 먹어도 집에 가면 가족이 있어 버틸 수 있었는데, 군대에서는 그들을 피할 길이 없어 매일매일이 너무 힘들었다. 이렇게 지내다가는 미쳐버릴 것 같다는 생각에 결국 국방헬프콜에 전화를 걸었고, 정신건강의학과 진료를 받게 되었다.

E용사에게 현재의 상황과 몇 가지 사실을 확인한 뒤 어떤 변화를 원하는지 물었다. 그는 무엇보다 가해자들과 분리되기를 원했고, 가능하면 업무도 따로 볼 수 있기를 바랐다. 그는 고통스러운 상태에서 벗어나고 싶어 했다.

E용사가 군대에서 따돌림을 당한 이유는 단순히 일을 못해서가 아닌 의사소통의 어려움이었다. 그리고 그 어려움 안에는 과거의 학교폭력에서 받은 상처로 사람들이 자신을 어떻게든 괴롭힐 것이라는 확실한 믿음이 있었다. 그래서 심하다 싶을 정도로 사람들을 의심하고 경계한 것이다. 도움을 주려던 사람도 그런 그에게서 멀어져갔고, 그 역시 주변 사람들과의 사소한 마찰에도 과민한 반응을 보이게 되었다. 그에게는 작은 마찰이 곧

폭력의 시작을 의미했기 때문이다.

매주 상담이 진행되는 중에 E용사는 생활관을 옮기게 되었고, 업무도 간부들의 행정을 보조하는 쪽으로 배치를 받았다. 이후 E용사는 빠르게 안정을 찾았다. 과거의 학교폭력으로 자신이 다른 사람을 어떻게 오해하고 있었는지도 알아갔다. 그뿐 아니라 자기 자신에 대해서도 재평가를 시작했다. 이전에는 자신을 폭력에 저항할 힘이 없는 사람으로 규정했지만, 이제는 폭력을 피할 수 있고 저항할 수도 있는 사람으로 스스로를 인식했다. 그리고 자신이 원했던 것처럼 병장으로 만기전역을 했다.

적응장애로 본 학교와 군대의 공통점

적응장애는 스트레스 상황이 시작된 지 3개월 이내에 생활에 지장을 줄 정도로 우울, 불안 등의 증상이 나타나는 질환이다. 군대에서는 보통 훈련소나 자대 생활 초반에 나타난다. 입대 후 대부분은 적응을 잘하고 일부는 힘들어하지만, 시간이 흐르면서 적응해간다. 하지만 학교폭력 등을 경험한 친구들은 군대에 적응하는 데 훨씬 더 많은 시간을 요하거나 잘 적응하지 못한다.

학교처럼 군대도 단체생활이기 때문에 내가 일을 잘하든 못하든 욕을 먹는 일이 생긴다. 모두의 기준이 다 다르기 때문이다. 하지만 폭력을 경험한 친구들은 이런 비난을 들으면 학교폭력의 상황이 떠오르게 되고, 더 큰 상처를 입게 된다. 발목을 삔 적이 있는 사람은 운동을 하다가 더 쉽게 발목을 삐게 되는 것과 같은 이치다.

만기전역은 병장만?

병장 만기전역은 병장 계급을 마지막으로 의무복무기간을 채워 전역했다는 뜻이다. 그런데 드물긴 하지만 상병 만기전역도 있다. 병장일 때 징계를 받아 계급이 상병으로 강등되었는데, 복무기간이 끝나 상병으로 전역하게 되는 경우가 이에 해당한다. 일병 조기전역도 존재한다. 일병일 때 현역복무부적합심사 등의 행정 절차를 거쳐 조기에 전역하는 것이다.

적응장애 2

간부의 말이 아버지의 욕처럼 들려요

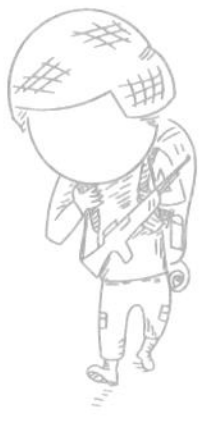

"정말 무슨 말을 못하겠습니다."

G용사를 인솔해서 온 간부가 먼저 들어와서는 하소연을 시작했다.

처음에 G용사는 부대에 잘 적응하는 것처럼 보였다. 문제는 적응하는 과정에서 그가 범한 몇몇 실수를 간부가 지도하는 과정에서 발생했다. 간부는 다른 용사들과 다름없이 실수를 지도했던 것인데, G용사가 곧바로 병영생활 상담관을 찾아가 간부가 자신을 너무 혹독하게 훈육했다며 호소한 것이다. 간부는 혹시 자신의 지도가 잘못되었나 싶어 상담을 받았고, 상담관의 조언대로 좀 더 부드럽게 G용사를 대했다. 주변 간부들에게도 더 신경을 쓰라고 이야기했다. 하지만 상황은 더 악화되었다. G용사는 간부와 둘이 있는 시간 자체를 견디지 못하고 벌벌 떨기까지 했고, 결국 정신건강의학과 진료를 권유받게 되었다. 간부는 그간의 정황을 말하고 나서 밖으로 나갔다.

뒤이어 들어온 G용사는 큰 소리로 경례를 한 뒤 처음 접하는 진료실이 어색한 듯 두리번거렸다. 진료실이 어때 보이냐는 물음에 잘 모르겠다고 대답하고는 한참 동안 말이 없었다. 군생활이 힘들지 않느냐고 묻자 순간 울컥했는지 눈시울을 적시며 말하기 시작했다.

그는 군에 오는 것이 너무 두려웠다. 평소에도 잘 놀라고 사람들에게 상처도 많이 받는 성격인데, 군생활은 더 힘들다는 얘기를 많이 들었기 때문이다. 하지만 모집병으로 지원하여 남들보다 이른 나이에 입대했기 때문에 그의 말이 잘 이해되지 않았다. 어떻게 입대를 결심했느냐고 물었다.

"집에 있는 건 더 무서워서요…."

그의 아버지는 맨날 술에 취해 있었고, 툭하면 가족을 때리기 일쑤였다. 그는 아버지의 폭력에 시달리면서 성인 남자만 봐도 '저 사람이 날 때리면 어쩌나…' 두려워하게 되었다. 게다가 왜소한 그에 비해 또래 친구들은 체격이 컸고, 그런 친구들을 보면서도 위축되는 느낌을 받았다. 그렇게 학교에서 따돌림을 당하게 되었는데, 부모는 아들이 괴롭힘을 당하고 있다는 것을 눈치채지 못했고, 선생님들도 상황을 모르는 것 같았다. 공부가 될 리 없었고, 고등학교를 졸업한 뒤 바로 기숙사가 있는 직장을 알아보게 되었다. 그 사실을 안 아버지가 집에서 직장을 다니라며 또 그를 때렸고, 이후 G용사는 도망치듯 군 입대를 자청했다.

훈련소도 처음에는 너무 무서웠다. 하지만 아버지처럼 때리는 사람이 없었고, 동기들끼리 괴롭히는 일도 없어 마음이 놓였다. 그럼에도 계급이 높은 간부들을 보면 자신도 모르게 아버지 생각이 났고, 간부가 하는 말이 아버지가 하던 욕과 섞여서 들렸다.

'자라 보고 놀란 가슴 솥뚜껑 보고 놀란다'는 속담이 있다. 고통스러운 일을 경험한 사람은 비슷한 상황이나 상대를 만나면 당시의 기억이 떠오르게 마련이다. G용사도 그랬다. 하지만 그런 사실을 알지 못하면 그의 반응을 이해할 수 없다. 그렇다고 사실을 알리기 위해 사람들에게 가정폭력을 당했다고 터놓고 말할 수도 없는 노릇이다. 폭력의 문제는 이처럼 단순하지 않다.

가정폭력에 오래 노출된 사람은 자존감이 매우 낮다. 자신을 낳고 기른 부모가 자신을 싫어하고 때렸기 때문에 상처가 크고 깊다. 또한 부모조차 그런데 타인은 자신을 더 학대할 가능성이 높다고 생각한다. 자신이 성인이 되면 자신을 때린 부모처럼 될지 모른다는 공포도 서려 있다. 그래서 그 상황에서 벗어날 수 있다는 희망조차 갖지 못하는 경우가 많다.

다행히 G용사는 자신의 상황에서 벗어나려는 열망과 의지가 강했다. 그에게 지금까지는 고통을 피할 수 없었겠지만, 성인이 되었으니 얼마든지 자신의 뜻대로 할 수 있다고 말해주고 치료를 통해 천천히 교정해가기 시작했다. 군생활에서 상대방이 그를 괴롭히는 것처럼 보이는 상황을 함께 이야기하고, 어떤 부분에서 두려움을 느꼈는지 확인하는 시간을 가졌다. 이를 통해 G용사는 자신의 고통이 현재의 상황 때문이 아니라 과거 아버지의 기억에서 온 것이라는 것을 서서히 알아갔고, 점차 군생활에도 잘 적응해나갔다.

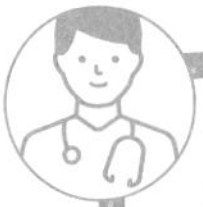

가정폭력이 군생활에 미치는 영향

가정폭력은 주로 부모에 의해 일어난다. 부모와 자식은 암묵적인 상하관계이며, 미성년의 자식이 부모의 폭력에 저항할 방법은 거의 없다. 오랜 기간 피하기 어려운 폭력을 겪게 되고, 군대에 와서야 부모와 분리되는 경우가 많다.

문제는 가정폭력에 노출된 용사는 엄격한 상하관계의 군대문화 자체를 견디기 어려워한다는 점이다. 집에서는 아버지와 어머니 둘뿐이었지만, 군대에서는 일병, 상병, 병장, 간부 등 자신에게 폭력을 휘두를 수 있는 사람이 얼마든지 있기 때문이다. 그렇기 때문에 윗사람과의 관계를 두려워하고 피하게 되며, 정상적인 훈육도 폭력으로 오해할 가능성이 크다.

적응장애 3

그는 어쩌다 자해를 했을까?

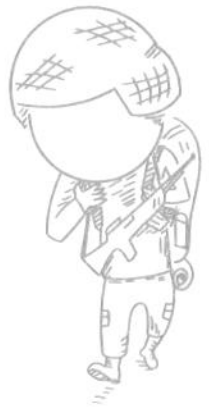

진료실로 무기력한 표정의 H상병이 들어왔다.

"상담을 받으러 왔습니다."

H상병은 훈련소에 들어온 다음 왠지 모르게 계속 우울하고 불안했다고 말했다. 상병이 된 지금까지도 잠을 설치고 가슴이 답답한 증상이 이어졌고, 예민해지기까지 해서 일상생활마저 힘들어졌다. '내가 왜 여기에 있는지 모르겠다'는 생각에 스트레스는 쌓여만 갔다. 그러던 중 무심코 가위로 손목을 그었다. 극심한 스트레스를 해소하려던 것이다. 그는 자해를 해서 피를 보면 스트레스가 풀리는 것 같고, 통증은 크게 느끼지 않는다고 했다. 다행히 상처는 심하지 않았지만, 간부가 우연히 알게 되면서 부대에서

그에게 관심을 기울이게 되었다.

H상병은 어릴 적부터 부모의 잦은 다툼을 보면서 자랐다. 내성적인 성격에 조용히 공부만 하며 청소년기를 보낸 그에게 학창 시절의 특별한 기억은 없었다. 엄격하고 완고한 부모의 뜻을 어겨본 적도 없었다. 대학도 부모가 원하는 안정적인 직업인 교사가 되기 위해 진학했고, 군대도 빨리 다녀오는 것이 좋겠다는 부모의 말에 따라 1학년을 마치고 지원입대를 했다.

문제는 입대를 하고 나서 생겼다. 군대에 대해서는 부모와 친구들에게 들은 것이 전부였던 그에게 눈앞의 군대는 전혀 딴판이었다.

“군대는 알아서 할 수 있는 것도 없으면서 한편으로는 모든 것을 스스로 해야 하는 곳인 것 같아요.”

하지 말아야 할 일은 잘 알려주는데 무엇을 어떻게 해야 할 것인가에 대해서는 조언을 해주는 사람이 별로 없었다. 그는 자신이 군에 있는 것이 옳은 일인지, 괜히 군에 피해를 끼치는 건 아닌지 걱정이 들기 시작했다. 걱정이 커지면서 훈련이나 생활을 할 때 점점 주눅이 들었고, 결국 할 수 있는 일도 못하게 되었다. 그러다가 자해를 하기에 이르렀다.

그는 학창 시절에도 날카로운 칼 등을 이용해서 자해한 적이 수차례 있었다. 하지만 부모도 몰랐고, 정신건강의학과 진료나 상담을 받아본 적도 없었다. 자해의 빈도는 스트레스가 심한 상황에서 일시적으로 하는 정도였다.

H상병은 불안감과 우울감, 자해의 정도로 볼 때 적응장애로 진단할 수 있었다. 그의 동의를 얻어 바로 약물치료를 시작했고, 시간이 경과하면서 증상이 호전되는 모습을 보였다.

그러던 어느 날, 그가 불안감을 호소했다. 자신이 사회에 나가서도 생활을 잘할 수 있을지 걱정되고, 부모의 손길을 벗어나서는 아무것도 할 수 없을 것 같다는 생각이 머릿속을 떠나지 않는다는 것이었다. 그 때문에 불면증까지 생겼다고 했다. 얼마 전 보직 변경을 받으면서부터는 자신이 할 수 있는 게 없다는 무력감이 들기 시작했고, 약을 먹으면서까지 군생활을 하느니 전역을 하고 싶은 생각이 강해졌다. 그래서 부모에게 얘기했지만 만기전역을 해야 한다고 해서 그 스트레스를 견디다 못해 다시 어깨 쪽을 가위로 자해하고 말았다. 그는 면담을 하면서 반복적으로 미래에 대한 불안감과 죽고 싶은 심정을 표현했다.

H상병이 진료실에서 나간 뒤 해당 부대의 간부와 이야기를 나누었다. 간부는 H상병이 많이 힘들어하고 적응하지 못해서 현역복무부적합심사를 진행하려고 했는데, 부모의 반대로 진척이 없다가 상태의 심각성을 알게 된 부모가 마침내 동의를 해서 심의에 들어갈 예정이라고 말했다.

군대에서 가장 흔한 정신질환 중 하나가 적응장애다. 그런데 진단을 받는 용사들 중에서 군대에서만 적응장애인 경우는 거의 없다. H상병처럼 이미 입대 전에 문제를 안고 있었던 사람이 입대 후에 심해지는 양상을 보이는 것이 대부분이다. 전역을 하더라도 사회생활을 하면서 다시 문제가 불거지는 경우가 많다.

전역만 하면 군생활에서의 문제가 해결될 거라는 막연한 믿음을 가지고 있는 용사들이 많지만, 그렇지 않다. 전역 후에도 꾸준한 진료와 관리가 필요하다.

자해의 이유와 대처법

자해를 하는 이유는 다양하다. 단순히 관심을 받으려고 하는 것이 아니다. 감정적으로 너무 고통스러우면 자신의 존재가 사라지는 것처럼 느껴질 때가 있는데, 자해의 고통으로 자신이 현실에 존재한다는 것을 확인하는 경우가 있다. 또 스스로를 벌주기 위해 자해를 하는 경우도 있고, 누군가에게 자신의 감정을 표현하지 못한 나머지 의사소통의 수단으로 자해를 하는 경우도 있다. 이렇듯 자해는 자신의 감정을 미숙하게 다루는 방법이지만, 그 나름의 삶의 의지를 보여주는 행동이기도 하다. 하지만 스스로 해결할 수 없는 견디기 힘든 상태에서 자해를 하면 해결도 안 될뿐더러 그 감정에 무뎌질 수 있다는 사실을 반드시 기억해야 한다. 그만큼 더 위험해지기 때문이다.

자해하는 사람에 대한 사람들의 반응은 어떨까? 처음에는 대체로 당황하고 걱정한다. 안타깝게 생각하고 돌봐주려고 한다. 하지만 자해가 반복되면 그를 비난하거나 외면하게 된다. 왜냐하면 그 때문에 나의 일상이 망가지기 때문이다. 게다가 무언가를 해야 할 것 같은데 잘 모르겠고, 그러다가 결국 무력감을 느끼게 된다. 심지어 내게 무력감을 느끼게 한 상대에게 화를 내기도 한다.

자해하려는 사람을 발견하면 어떻게 해야 할까? 심폐소생술을 하듯 대응하는 것이 좋다. 먼저 주변 사람에게 간부를 불러달라고 요청한 다음, 그 사람에게 말을 건다. 날카로운 물건을 가지고 있으면 그것을 내려놓으라고, 그렇지 않으면 도와주기 어렵다고 낮은 목소리로 말한다. 그래도 물건을 내려놓지 않으면 적당한 거리를 유지하며 곁에 있어주면 된다. 물건을 내려놓았을 때는 어깨나 팔을 잡고 곁에 있어준다. 할 말이 없을 때는 그냥 가만히 있는 것이 가장 좋다. 말을 하지 않아도 도와주려는 마음은 충분히 전달된다. 상황이 진정되면 병영생활 상담관이나 정신건강의학과 군의관에게 상담 등 필요한 도움을 받게 한다.

자해는 보여주기식이므로 절대 죽지 않는다고 생각하는 사람이 있다. 사실이 아니다. 자해를 많이 시도하는 사람일수록 자살에 성공할 가능성이 높다. 충동적으로 자해하다가 치명적인 상처를 입기 때문이다. 상황이 악화될 가능성이 있으므로 자해하는 사람에게 비난은 금물이다.

적응장애 4

남수단은 나를 우울하게 했다

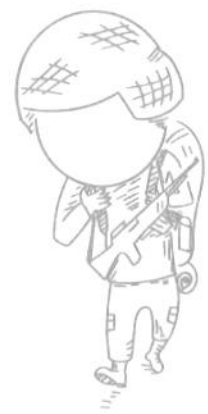

이번에는 정신건강의학과 군의관인 나의 이야기다. 나는 한빛부대 소속으로 남수단에 파병을 갔었다. 투철한 애국심을 발휘하겠다거나 봉사를 하고 싶다는 등의 이유 때문이 아니었다.

군의관들도 배치를 희망하는 부대를 두고 경쟁을 한다. 가고 싶은 부대에 배치받으려면 훈련소 점수가 높아야 한다. 그런데 나는 점수가 낮았다. 굳이 변명하자면, 기록 사격 때 역광으로 표적이 거의 보이지 않았고 실격이 되는 바람에 다른 부분에서 아무리 잘해도 놓친 점수를 만회할 수 없었다. 하지만 가족과 멀리 떨어져 지낼 수 없는 상황이었고, 파병을 다녀오면 원하는 곳에서 근무할 수 있게 해준다는 말에 지원하고 합격하여 파병 대열에 합류한 것이다. 사실 지원한 다음에도 합격한 다음에도 후회했지만, 처음의 결심대로 다녀오기로 했다.

임관 후 얼마 되지 않아 파병의 날이 다가왔다. 출발하기 전에 미리 합숙을 하며 파병을 위한 훈련을 받았다. 체력적인 부분도 준비할 것이 많았고 현지에 대해 공부하는 데도 꽤 많은 공을 들였다. 빠듯한 일정의 훈련이 끝나면 현지 기지로 이동하게 되는데, 그 시간만 대략 3일이 걸렸다.

현지 환경은 별로 좋지 않았다. 열대성기후에 해충과 야생동물이 많고, 식수의 위생 상태도 좋지 않아 식중독이 자주 발생한다. 깨끗하고 안전한 식료품을 구하는 것도 어렵다. 외부환경이 위험하기 때문에 허가를 받지 않고는 외출도 불가능하다. 인터넷도 잘 되지 않을뿐더러 부하가 걸려 다른 통신조차 원활하지 않다. 그러니 외부와의 소통이 거의 되지 않는다. 수개월 동안 그렇게 단절된 채로 지내야 하기 때문에 모두가 힘든 시간을 보내고, 갈등도 생기게 된다. 음주도 허가 없이는 불가능하기 때문에 달리 스트레스를 풀 방법도 없다. 물품도 허가를 받고 구입해야 해서 쇼핑의 여유를 즐길 수도 없다. 월급을 받아도 쓸 곳이 마땅치 않다. 그마나 저축할 수 있다는 것이 거의 유일한 장점이다.

나는 이런 환경을 견디기가 쉽지 않았다. 장기간 폐쇄된 공간에서 스트레스도 풀지 못하고 살아본 적이 없었기 때문이다. 훈련소에서는 가족에게 편지를 쓸 수 있고 주말에는 전화를 할 수도 있었지만, 여기서는 그것조차 어려웠다.

돌이켜보면 당시의 나는 조금 우울하고 잠을 자지 못하는 일종의 적응장애를 겪었던 것 같다. 시간이 가고 현지 환경에 적응하면서부터 그런 증상이 사라졌지만 말이다.

평소 지내온 환경과 너무 많은 것이 달라지면 누구나 적응장애를 겪을 수 있다. 이때 중요한 것은 주변에 도움을 요청하는 것이다. 그러면 훨씬 더 빠르게 회복할 수 있다. 도움의 효과다. 나도 그렇게 도움을 받아 적응에 성공할 수 있었다.

적응장애는 두려워할 일도 부끄러워할 일도 아니다. 자신이 해낼 수 있다는 믿음만 잃지 않으면 얼마든지 적응할 수 있다. 이뿐만 아니라 적응장애를 극복한 경험은 사회에서 겪게 될 수많은 시련을 넘을 수 있는 소중한 자원이 된다.

스트레스장애 1

투신하는 모습이 자꾸 떠오릅니다

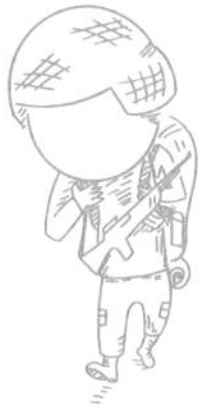

오전에 자살을 시도한 용사가 있었다. 그는 생활관 건물 옥상에서 줄로 목을 묶고 뛰어내렸다. 다행히 줄이 완전히 고정되지 않았고, 오히려 충격을 줄여주는 역할을 해서 척추에 금이 간 것 외에는 크게 다치지 않았다.

이 용사는 어느 장병과 불화가 있었지만 부대에서 배려해주기로 했다면서 정신건강의학과 진료는 받고 싶지 않다고 말했다.

그렇게 사건이 마무리되는가 싶었는데, 수일 후 그 용사와 같은 부대에서 근무하는 I병장이 진료를 받으러 왔다. 자꾸 사람이 뛰어내리는 장면이 떠오르고, 옥상 난간 근처에는 가기조차 겁난다고 호소했다.

I병장은 당시에 상황실에서 CCTV 모니터를 보고 있었다. 여느 때처럼 CCTV를 보고 있는데, 아무도 없어야 할 생활관 옥상에 용사 한 명이 나타났다. "저 녀석은 뭐지?" 하며 옥상으로 가려고 일어나는 순간, 갑자기 그 녀석이 난간으로 돌진하여 뛰어내리는 광경을 보고 말았다. 생각지도 못한 상황에 깜짝 놀랐지만 일단 당직사령에게 상황을 알리고, 뛰어내린 용사를 구하기 위해 달려갔다. 필시 죽었거나 크게 다쳤을 거라고 생각했는데, 다행히 그 용사는 큰 부상이 없었고 곧바로 구급차에 실려 병원으로 이송되었다.

근무가 끝나고 생활관으로 들어간 I병장은 잠을 청했지만 이룰 수 없었다. 눈을 감으면 자꾸 사람이 난간에서 뛰어내리는 모습이 떠오르는 것이었다. 다음 날 근무를 설 때에도 또 누군가 뛰어내릴 것만 같은 느낌이 들어 난간 근처에는 갈 수가 없었다.

먼저 그에게 급성스트레스장애에 대해 설명해주었다. 누구나 자신이 생각한 것 이상의 충격적 사건을 겪고 나면 그 장면이 불쑥불쑥 떠올라 불안하고 가슴이 두근거리게 된다. 컴퓨터 업데이트를 하지 않으면 알림창이 뜨는 것처럼, 머리가 처리하지 못하는 사건이나 스트레스는 계속해서 떠오르게 된다. 하지만 사건을 경험한 초반에 나타나는 이런 반응은 지극히 정상이며, 보통 3일에서 일주일 정도 지나면 증상의 대부분이 좋아진다.

설명을 들은 I병장은 조금 안심되는 표정이었다. 혹시 머리가 잘못된 건 아닌가 걱정했는데 정상이라는 말을 들었기 때문이다. 그가 뛰어내리는 느낌이 들면 어떻게 하면 좋을지를 물었다. 그래서 그와 함께 안정화기법을 시도해보았다. 먼저 지금 진료실에서 어떤 소리가 들리는지 3가지를 말해보라고 했다. 그는 주의를 집중해서 듣고는 의자 삐걱거리는 소리, 창문이 흔들리는 소리, 옷이 부스럭거리는 소리가 난다고 말했다.

흔히 사람들은 원치 않는 장면이 떠오르면 그것을 잊으려고 애쓰는데 문제는 어떤 장면을 지우려고 하면 할수록 도리어 그 장면이 더 생각난다는 것이다. 그럴 땐 아예 현재 상황에 주의를 돌리는 것이 좋고, 그 방법 중 하나가 지금 주변에서 나는 소리에 집중하는 것이다.

설명을 듣고 안정화기법을 실시한 I병장은 만족해하면서 약은 당장 필요하지 않은 것 같다며 필요하면 다시 오겠다고 말했다. 그 후 부대에서 이 용사가 어려움을 겪고 있다는 얘기는 들리지 않았다.

사람들은 충격적인 사건을 경험한 뒤 계속 그 장면이 떠오르는 등 정신적인 고통에 시달리면서도 정신력으로 극복해야 한다고 생각한다. 고통의 이유를 정신이 약한 자기 탓으로 돌리는 것이다. 교통사고가 나서 뼈가 부러지면 약해서 부러진 것이니 체력으로 극복하겠다는 사람은 단 한 명도 없는데 말이다. 모든 질병은 초기 치료가 중요하다. 방법도 간단하고 효과도 크다. 정신적 질환도 다르지 않다. 그중에서도 사건에 의한 스트레스 반응에 따른 질환은 초반에 진료를 받을수록 더 쉽게 치료할 수 있다.

외상후스트레스장애 vs 급성스트레스장애

세월호 사건이나 포항 지진 등 큰 사건사고들이 발생할 때마다 언론에서 외상후스트레스장애(Posttraumatic Stress Disorder, PTSD)를 다루면서 PTSD는 일반인들도 잘 아는 질병이 되었다. 과거에는 사건사고가 발생해도 신체 부상에만 주목할 뿐 피해자들의 정신건강에 대해서는 아무런 관심을 갖지 않았었는데, 2014년의 세월호 사건을 기점으로 그들의 정신건강에 대한 중요성을 인식하기 시작했고, 2018년에는 국가트라우마센터가 설치되어 운영되기 시작했다. 지금은 본인이 트라우마가 있다며 진료실을 찾는 장병들이 많을 정도로 인식이 개선되었다.

트라우마 때문에 찾아오는 경우를 보면 훈련병이나 신병이 많다. 신병교육대에 입소하거나 자대로 전입을 하면 담당 간부가 가정환경 등에 대해 물어보는 경우가 많은데, 그때 왕따나 가정폭력을 당했다는 진술을 하면 정신건강의학과 진료를 권유받게 된다. 이때의 트라우마는 주로 과거에 받았던 고통의 기억을 가리킨다. 또 다른 트라우마는 자연재해나 사건사고로 본인이 거의 죽을 뻔하거나, 친구나 가족이 사망하거나, 사망 현장을 목격한 경우에 당시의 기억이 공포로 남아 있는 것이다.

외상후스트레스장애는 죽음에 이를 수도 있는 정도의 사건을 겪은 후 ① 사건과 관련된 꿈이나 생각을 통해 해당 사건을 재경험하고, ② 외상과 관련된 환경을 자기도 모르게 피하게 되고, ③ 지나치게 예민해져 쉽게 놀라거나 집중력 저하, 불면 등의 증상이 발생하는 것을 말한다. 이러한 증상은 충격적인 사건을 겪은 사람이면 3일 이내에 누구에게나 나타날 수 있다. 따라서 3일 후에도 증상이 계속 남아 있을 경우 먼저 급성스트레스장애로 진단받는다. 이 장애는 보통 1개월 안에 회복되며, 정상적인 생활이 가능해지면 급성스트레스장애로 확진한다. 그러나 1개월이 지난 다음에도 증상이 지속되면 외상후스트레스장애로 진단한다. 이처럼 증상이 같아도 유지 기간에 따라 정상 반응인지, 급성스트레스장애인지, 외상후스트레스장애인지가 결정된다.

급성스트레스장애나 외상후스트레스장애가 발생했을 때에는 최대한 빨리 치료를 시작하는 것이 증상의 만성화를 방지하는 데 필수다. 현재는 군에서도 대형 사건이 발생했을 때 정신건강의학과 군의관을 포함한 심리지원팀을 가동하고 있다.

스트레스장애 2

간접 목격자의 고통

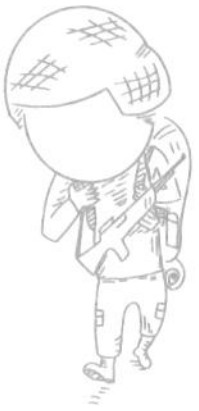

입대하기 전에 뉴스에서 접하는 군 관련 사건은 충격적이긴 해도 나와는 별 상관이 없다는 생각에 쉽게 잊기 마련이다. 하지만 내가 현역 군인일 때 나오는 군 관련 사건 뉴스는 더 이상 남 얘기가 아니기 때문에 그 충격이 다르다. 그 사고의 영향이 어떤 형태로든 소속 부대에 미칠 수 있고, 정말로 내게도 일어날 가능성이 있기 때문이다. 물론 충격이 가장 큰 경우는 내가 사건의 피해자일 때다. 하지만 사건의 직접적인 피해자가 아니더라도 엄청난 충격을 받는 경우가 있다. 바로 사건 현장을 목격했을 때다.

J상병은 부대에서 발생한 사건의 간접 목격자였다. 그런데 몹시 피곤해

보였다.

“다치지도 않은 제가 정신건강의학과 상담을 받는 게 눈치 보이고 부끄러워요.”

그는 이번 사건으로 사망한 용사와는 친하지도 않았고, 몸도 건강한 상태였다. 사망자가 죽는 모습을 직접 본 게 아니라 그 이후의 상황을 봤을 뿐인데 이상하게 그 장면이 계속 떠오른다고 했다.

“그냥…, 사건 장소에 있었던 물건이나 옷이랑 비슷한 것만 봐도 숨이 막히고 어지러워요.”

J상병은 그와 같은 고통 때문에 연상되는 상황을 최대한 피하게 되었고, 사건이 발생한 장소는 물론 비슷한 물건만 봐도 얼굴을 돌리고 일부러 다른 곳을 쳐다보았다. 그런데도 상태가 좋아지지 않았다. 악몽을 꾸며 잠도 깊게 자지 못하고, 성격마저 예민해지고 화를 많이 내게 되었다. 부대에서 심리상담을 받을 기회를 여러 차례 주었으나, 자신은 그런 상담을 받을 자격이 되지 않는다며 번번이 거부했다.

J상병에게 자격이 되지 않는다는 말이 무슨 의미인지 물었다.

“저보다 직접 관련된 사람들이 받아야 하는 것 같아서요.”

몇 가지 질문을 더 하고 나서 급성스트레스장애와 외상후스트레스장애에 대해 설명해주었다. 현재 자신이 겪고 있는 고통이 무엇인지, 왜 그런 증상들이 나타나는지, 해결 방법은 있는지 등을 알게 되는 것만으로도 안정을 찾을 수 있기 때문이다. 지금 겪고 있는 증상들은 제때 치료만 하면 사라질 수 있다고 말해주며 절대 미친 게 아니라 잠시 아픈 것이라고 다독여주었다.

설명을 들은 J상병은 자신이 미쳐가는 것 같아 두려웠다고 했다. 태어나서 병원에 가본 적도 거의 없는데, 말도 안 되는 증상들을 겪고 있었기 때문이다. 심리상담을 받으면 자신을 미친 사람으로 낙인찍을지도 몰라 지금껏 상담을 거부한 것 같기도 하다고 말했다. 그러면서 그간 궁금했던 것들을 물어보기 시작한 그는 굳었던 표정이 서서히 풀어졌다.

상담 끝에 정신건강의학과 진료는 진행하지 않기로 했다. J상병의 의사를 존중해서였다. 대신 증상이 지속되거나 악화되면 진료받기로 약속했다. J상병은 자리에서 일어나다가 뭔가 생각난 듯 다시 앉았다.

"죽은 용사와 이전에 복도에서 마주친 적이 있어요. 제가 무슨 일로 서둘러 가다가 부딪혔는데, 그때 사과를 못했거든요. 그게 계속 신경 쓰여서 이런 건지도 모르겠네요."

실제 현실과 마음에서 받아들이는 현실은 다를 수 있다. J상병은 사건과 직접적인 관계는 없었지만, 죽은 용사에게 사과를 못했던 상황과 그가 죽게 된 상황을 마음속으로 연결지어 생각하고 있었던 것으로 보인다. 두 상황을 연결할 수 있는 가능성이 극히 낮아도 그의 마음속에는 죄책감이 생기고, 그 때문에 이상 증상이 나타나고, 상담도 거부했을 것이다. 하지만 J상병은 진료를 통해 두 상황 사이에 현실적인 연결고리가 없다는 것을 깨닫고, 증상을 줄여나갈 수 있었다.

외상후스트레스장애에 걸리기 쉬운 사람

외상후스트레스장애(PTSD)는 앞에서 말한 것처럼 생명을 위협할 정도의 사고나 사건을 경험한 후 1개월 이상 계속해서 해당 장면이 떠오르고, 관련 상황을 회피하고, 불안이나 불면 같은 증상이 생겨 생활에 현저한 지장을 주는 질환이다.

똑같이 충격적인 사건을 겪어도 모두가 PTSD에 걸리는 것은 아니다. 신체적 부상이 심한 경우, 대인관계 폭력에 의한 부상인 경우 PTSD가 더 쉽게 나타난다. 정신질환이 있거나, 교육수준이 낮거나, 아동기에 부모의 죽음 같은 어려움이 많았거나, 지능이 낮은 경우에도 PTSD에 취약하다.

사건사고 발생 후 PTSD를 줄이는 가장 좋은 방법은 가까운 사람들의 지지와 올바른 치료, 적절한 휴식 및 보상 등이다. 따라서 초반에 PTSD에 걸리기 쉬운 사람을 구별하는 것이 중요하다. 또 해당 장면을 떠올리지 않을 수 있게 조치할 필요가 있다. 군사경찰 조사 등에서도 꼭 필요한 경우에 한해 최소한의 장면만 기억하게 해야 한다. 사건 현장에서의 교육도 중요하다. 현재 느끼는 불안과 초조 등은 사건을 겪으면 누구에게나 나타나는 증상이라는 사실과 함께 안정화기법을 교육해야 한다. 3일 후에도 증상이 지속되면 약물치료와 상담치료를 받는 것이 좋다.

급성스트레스장애나 외상후스트레스장애는 EMDR(Eye Movement Desensitization and Reprocessing, 안구운동 민감 소실 및 재처리 요법)로 치료할 수 있다. 트라우마를 떠올리면서 눈을 굴리면 뇌의 좌반구와 우반구가 차례로 자극되어서 괴로운 기억들이 안정적인 기억으로 재처리된다. 1회에 90분 정도 걸리는 이 치료법은 특별한 장비 없이도 가능하며, 한두 차례의 치료만으로도 효과가 있어 많은 정신건강의학과에서 시행하고 있다.

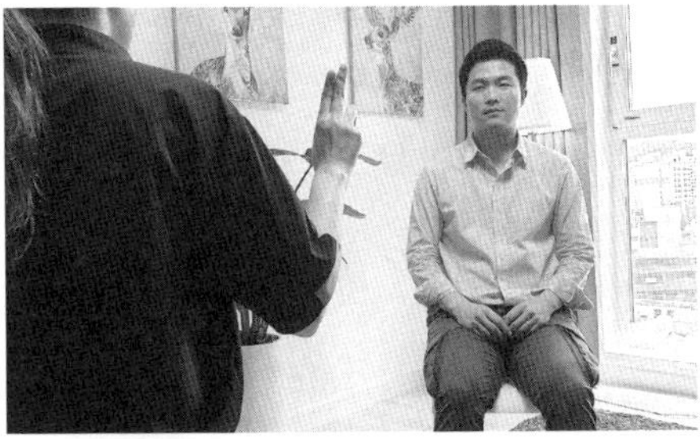

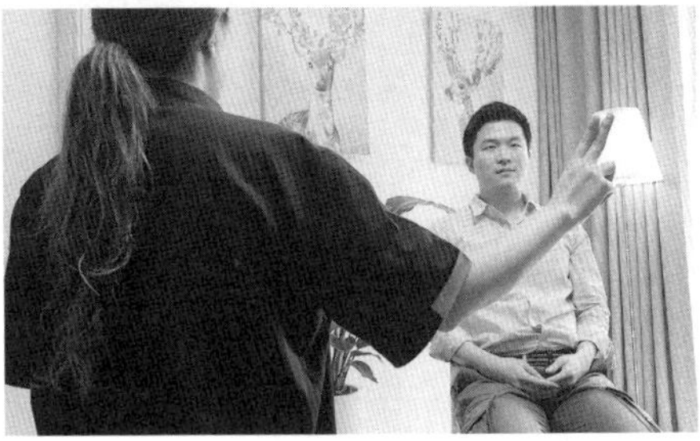

EMDR

중독 1

그냥 마시고 싶었어요

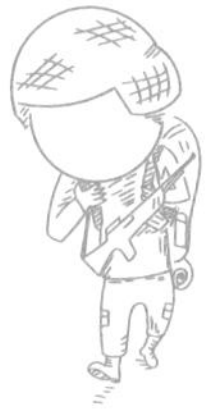

교육생으로 보이는 용사가 진료실로 들어왔다. 부대마크는 없이 가슴에 명찰을 단 그는 다소 긴장한 표정으로 눈을 잘 마주치지 못했다. 근처 학교에서 대형차량 운전병 후반기교육을 받고 있는 교육생이라고 밝히고는 더 이상 말하기를 꺼려했다.

어떤 일 때문에 진료실을 방문했는지 조심스레 묻자, 그는 고개를 숙이고는 도둑질로 처벌을 받게 될 처지라고 말했다. 자초지종을 들어보니 PX에서 술병을 따서 그대로 마셨다고 했다. 훈련병이라면 먹고 싶은 것도 많고 가지고 싶은 것도 많았을 텐데, 하필이면 그 많은 물건들 중에서 술을 훔쳐 그 자리에서 마셨을까?

"그냥 술이 너무 마시고 싶었어요. 오랜만에 술병을 보니 도저히 참을 수가 없어서…."

그는 고등학교 때까지 술을 입에 대본 적이 없는 평범한 학생이었다. 친구가 많지는 않았으나 몇몇 친구와 컴퓨터게임을 하며 돈독하게 지냈다. 대학을 마치고 회사에 다니기 시작한 무렵, 그를 제외한 가족이 외국에 나가 지내는 동안 문제가 생겼다. 그는 퇴근 후에 편의점의 간편식품으로 저녁식사를 해결하곤 했는데, 아무도 없는 집에서 혼자 밥을 먹기가 너무 적적했다. 처음에는 텔레비전을 보면서 외로움을 달래던 그는 어느 날 식품코너 옆의 냉장고에 들어 있는 녹색 소주병을 발견하고는 같이 사게 되었다. 처음 술을 마셨을 때는 적적함이 달래지고 무언가 모르게 따뜻한 느낌이 좋았다. 그렇게 시작한 혼술은 회사를 그만두고 훈련소에 입소할 때까지 계속되었다.

처음 입소했을 때는 술 생각이 별로 나지 않았다. 그냥 하루하루 바쁘게 훈련을 받았고, 저녁에는 힘든 몸을 이끌고 생활관으로 돌아가 하루를 마무리하기에도 벅찼다. 그러나 하루 이틀 시간이 지나면서 점점 군생활에 적응이 되자, 소주를 마시고 싶다는 생각이 간절해졌고 밤이 되면 더 생각나 잠을 자기가 어려워졌다. 하지만 그 누구에게도 말할 수 없었고 혼자 잠을 설쳐가며 훈련을 받았다.

훈련을 마치고 후반기교육을 받기 시작한 지 3일째 되던 날이었다. PX에 갔다가 주류코너를 보게 되었는데, 그만 이성을 잃고 말았다. 갑자기 술 생각이 너무 간절해진 그는 자신이 술을 살 수 없는 신분이라는 것도,

절도는 범죄라는 사실도 까맣게 잊은 채 술병을 집어 정신없이 마시기 시작했다.

"그때는 아무 생각이 없었어요. 그냥 술을 마셔야겠다는 것밖에는…."

학교에서 그에 대한 처분을 논의한 결과, 절도죄는 적용하지 않고 휴가 제한 5일의 처분으로 사건을 종결하기로 했다. 단, 정신건강의학과 치료를 받아야 한다는 조건을 달았다. 그렇게 진료실에 오게 된 것이었다.

힘없이 앉아 있는 그에게 알코올중독으로 불리는 알코올사용장애에 대해 설명해주었다.

"사실 저는 그냥 충동적으로 술을 마셨을 뿐 알코올중독자는 아닌 것 같아요."

알코올사용장애 진단을 받으면 열에 아홉 사람은 인정하려 들지 않는다. 진료실에 오는 것도 스스로 오는 경우는 거의 없고 주변 사람들에게 이끌려 오거나 법적인 문제로 오는 경우가 대부분이다. 하지만 본인에게 알코올사용장애가 있다는 사실을 인정하지 않으면 치료가 곤란하다. 최선의 치료는 그 사실을 받아들여 스스로 치료에 적극 임하게 하는 것이다.

그에게 술이 어떤 의미인지 질문했다. 잠시 고민하던 그는 자신에게 술은 외로운 시간을 견디게 해주는 친구 같은 존재라고 대답했다. 그러고는 한동안 침묵하더니 자신이 술을 마치 사람처럼 생각하고 있다는 것에 스스로 놀라워했다. 그에게 과거에는 혼자서 외로움을 달랠 방법이 술밖에 없었겠지만, 군대에서는 사람들과 함께 있으니 외로움을 달래는 다른 방법을 찾아보는 게 어떠냐고 말했다. 그도 술을 끊기에는 군복무 시기가 가장 좋은 것 같다며 긍정적인 반응을 보였고, 감사하다고 말하며 진료실을 나갔다.

그 후 용사는 후반기교육을 마치고 자대배치를 받아 해당 부대에서 알코올중독에 대한 치료를 계속 이어갔다고 한다.

훈련소에서는 구할 수 없는 음식이 많다. 탄산음료, 카페인, 술, 담배, 그 밖에 의존성이 있는 약까지 많은 것들이 차단된다. 그래서 입소 후에 훈련병들이 심한 갈망과 금단증상을 보이게 된다. 그 정도는 사회에서 얼마나 오랫동안 사용했는가에 따라 차이가 있다. 심한 경우 위의 용사처럼 충동적 행동을 보이기도 한다. 따라서 입소 후 3일 안에 불안, 초조, 불면 같은 증상이 나타나면 정신건강의학과 진료를 요청하는 것이 좋다.

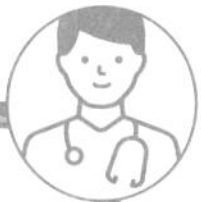

알코올사용장애와 치료법

한국에서는 만 19세부터 술을 구입할 수 있다. 실제로는 그보다 빨리 술을 접하게 되는데, 본격적으로는 보통 대학에 입학하거나 사회생활을 시작할 무렵 술을 마시기 시작한다.

술을 남들보다 더 좋아하고 많이 마시는 사람들이 있다. 하지만 단순히 많이 마신다고 해서 알코올의존, 즉 알코올사용장애라고 할 수 없다. 알코올사용장애는 ① 술에 대한 내성이나 금단증상이 있거나, ② 많은 양의 술을 오랜 기간 마시거나, ③ 스스로 술을 조절할 수 없거나, ④ 술 때문에 오랜 기간 일을 하지 못하거나, ⑤ 술로 인해 중요한 일을 하지 못하거나, ⑥ 술 때문에 몸이 안 좋아져도 술을 끊지 못하는 등의 증상이 나타날 때 진단할 수 있다.

내성이나 금단은 무엇일까? 내성은 같은 효과를 얻기 위해 술을 더 많이 마셔야 하는 것을 말한다. "예전보다 안 취한다", "한 병밖에 못 마셨는데, 이제는 두 병도 거뜬하다"고 말하는 경우를 볼 수 있는데, 술에 대한 내성이 생긴 것이다. 금단은 갑자기 술을 끊었을 때 나타나는 몸의 변화로, 식은땀, 손 떨림, 가슴 두근거림 등의 증상이 나타나거나 심한 경우 경련을 일으키고 헛것을 보는 등의 이상 행동을 보인다.

근무환경으로 볼 때 군대에서는 알코올의존까지 가는 경우가 드물다. 영내 음주가 철저히 통제되어 있는 데다 휴가를 나가도 수십 일씩 나가지는 않기 때문에 술을 오래 마시는 것이 불가능하다. 하지만 상근병이나 간부의 경우 일과시간이 끝나고 오락거리로 술을 마시는 사람이 있다. 다른 오락거리들보다 편하게 즐길 수 있는 데다 면세 주류가 있어 저렴하게 구할 수 있기 때문이다.

알코올사용장애는 어떻게 치료할 수 있을까? 다른 질환들은 군병원이나 의무대 진료를 받을 수 있지만, 군에서 알코올사용장애를 치료하는 약물을 보유하고 있는 곳은 소수에 불과하다. 왜 그럴까? 아마도 알코올사용장애가 있으면 대부분 현역복무부적합심사 대상자로 분류되기 때문으로 보인다. 따라서 알코올사용장애가 있다면 정신건강의학과 군의관과 상의하여 치료받을 수 있는 민간 병원을 소개받는 것이 좋다.

후반기교육이란?

훈련소에서 기초군사훈련이 끝나면 주특기를 부여받은 용사들을 대상으로 해당 교육을 실시하는데, 이를 '후반기교육'이라고 한다. 운전병들은 군수학교, 통신병들은 통신학교, 의무병들은 의무학교에서 각각 주특기에 적합한 훈련을 받는다.

특기병의 종류는 매우 많고 학교도 다양하다. 후반기교육을 마치고 나면 각 부대의 해당 병과로 배치되는데, 간혹 부대 상황에 따라 특기와 맞지 않는 곳으로 배치되는 경우도 있다.

중독 2

멈출 수 없는 베팅의 유혹

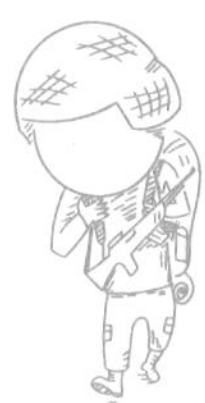

K병장이 꼭 좀 물어보고 싶은 것이 있다며 천천히 진료실로 들어왔다. 진단을 받아보고 필요한 치료를 진행하고 싶다면서 이야기를 시작한 그는 자신의 증상이 도박중독이 아닌지 궁금해했다.

그는 입대 전부터 재미 삼아 스포츠토토 등을 즐겨 했다. 입대 후에는 하지 않다가 군생활에 무료함이 느껴지던 중 우연히 핸드폰으로 불법스포츠토토 광고문자를 받아보고 나서 호기심에 베팅을 시작했다. 처음에는 소액으로 가볍게 베팅했으나 큰돈을 벌 수 있다는 꿈에 젖어 점점 베팅 금액과 횟수가 늘어나기 시작했다. 급기야 월급 전부를 베팅하여 대부분의 돈을 잃게 되었다. 그럼에도 베팅을 하지 않으면 무기력감이 심해져 베팅을 멈출 수가 없었다. 그마나 월급 이상의 베팅은 하지 않아 대출을 받거나 사채를 쓰지 않은 것이 다행이었다. 그런데 휴가를 나가서 돈 한 푼이 없어 부모님께 아쉬운 소리를 하다 보니 불법도박에 돈을 다 써버린 자신이 문득 한심하게 느껴졌다. 돈을 잃은 뒤의 공허함도 더 심해졌다. 문득 도박중독이 아닐까 걱정이 된 그는 자신의 상태를 정확히 진단받고 할 수 있으면 치료를 해야겠다는 생각에 정신건강의학과를 찾게 되었다.

도박중독을 진단하려면 사회적 · 직업적 기능의 장애가 뚜렷해야 한다. 하지만 K병장은 경제적으로 감내 가능한 수준에서 도박을 하고 있었기 때문에 중독 수준으로 보기에는 어려웠다. 사회에서는 월급을 탕진할 정도면 장애로 진단하지만, 군대에서는 생활이 유지되기 때문에 사회와 같은 기준으로 진단하지 않는다. 하지만 불법스포츠토토는 엄연한 범죄이고 홈페이지 광고나 결제 과정을 통해 또 다른 불법행위로 연계될 수 있다. 또 스트레스를 해소하려고 도박에 의존하는 것은 갈증 상태에서 소금물을 먹는 것과 같은 행동이다.

K병장에게 지루함을 떨치려고 도박을 하다 보면 얼마든지 중독될 수 있으며, 도박 사업장에서 다양한 함정을 파놓고 있다는 사실을 일깨워주었다. 그중 하나가 홈페이지에 있는 성인 광고나 도박장에 있는 성 관련 마케팅이다. 이런 것들은 도박과 한몸이 되어 사람들의 지루함과 공허함을 파고든다. 도박을 해서 돈을 잃으면 공허함이 생기고 이 공허함을 채우려고 다양한 시도를 하는데, 대부분 자극적인 음식이나 술을 먹거나 다른 유

흥거리를 찾는다. 그렇게 공허함을 해소하고 다시 힘을 얻어 도박을 또 시작한다. 도박장 안의 모든 것이 여기에 맞춰 돌아간다.

잠자코 듣고 있던 K병장이 그러면 도박을 줄여나가면 되느냐고 물었다.

도박중독에서 빠져나오는 방법은 줄이는 것이 아니라 중단하는 것이다. 중독의 본질은 스스로 조절하지 못하는 것이고, 그렇기 때문에 중독 치료는 스스로 조절할 능력이 없다는 것을 인정하는 데서 시작한다.

도박에 빠진 사람들은 자신이 도박 전문가라고 주장한다. 확률은 모두에게 공평하지만 특별한 방법과 분석으로 자신이 승리할 확률이 더 높다고 말한다. 이렇게 생각하면 도박을 절대 끊을 수 없다. 자신이 확률을 조절할 수 있다고 생각하는 사람이 도박을 하지 않는 것은 어리석은 일이기 때문이다. 따라서 도박은 단번에 끊어야 하며, 어떤 예외가 있어서도 안 된다.

K병장은 3일 뒤 도박을 중단하겠다고 말했다. 왜 3일이냐는 질문에 도박과 이별할 시간이 필요하다고 했다. 그래서 중간에 도박을 하더라도 정신건강의학과에는 꼭 와야 한다는 점을 강조했다. 도박을 중단하기로 하고 하지 못한 것이 민망해서 오지 않는 경우가 있는데, 그래도 와야 한다. 실패 이유를 분석하고 다시 시작해야 성공할 가능성이 높아진다. 공허함이 느껴질 때는 따뜻한 물을 마셔보라는 조언도 덧붙였다. 내 안의 허기를 채우기에는 따뜻하고 건강에 영향을 미치지 않으면서 저렴한 것이 좋다.

이후 K병장은 도박을 끊을 수 있었다. 서서히 공허함을 채울 다른 방법들도 스스로 찾아갔다. 물을 자주 마시니 화장실을 들락거리느라 불편했기 때문이다. 공허함의 원인도 찾았는데, 전역 후 진로에 대한 고민이 그것이었다. 고민을 잊기 위해 그리고 불확실한 진로가 스스로를 별것 아닌 존재로 느끼게 만들어 더 공허해졌던 것이다. 그래서 고민을 함께 해주어 피하지 않게 하고, 진로상담 담당 간부에게 연락해서 필요한 정보도 얻게 해주었다.

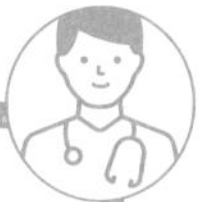

군대에서 치료하기 힘든 도박장애

사행성게임을 찾는 사람이 많다. 카지노에서 도박을 하고, 복권을 사고, 주식과 선물 시장에 투자하고, 암호화폐를 거래한다. 그러다가 중독 상태에 빠지게 된다. 도박의 경우 스스로 조절하지 못하거나, 과도하게 집착하거나, 숨기기 위해 거짓말을 하거나, 빚을 지거나, 도박으로 일상생활이 무너지는 등의 모습을 보이면 도박장애로 진단할 수 있다.

정신의학에서 술 같은 물질이 아닌 행동을 중독으로 보고 공식적 진단으로 인정한 것은 최근의 일이다. 투자 행위를 반복하며 종종 손해를 보는 것은 주식투자자들도 흔히 겪는 일인데, 과연 도박을 중독으로 볼 수 있느냐가 당시 논란의 핵심이었다. 하지만 어떤 사람은 다른 사람보다 쉽게 그런 행동에 빠지며, 뇌기능 영상에서도 확연한 차이를 보인다는 연구 결과들이 축적되면서 뇌기능 이상, 특히 조절 능력의 문제로 도박에 취약하다는 사실이 밝혀지게 되었다. 술도 많은 사람이 마시지만 특정 사람만 중독되는 것과 마찬가지다.

군대에서 도박중독은 주로 상근예비역이나 간부가 겪는 증상이었다. 그런데 영내 핸드폰 사용이 가능해진 요즘에는 현역병들 사이에서도 불법도박이 종종 문제되고 있다.

현재 군 의료기관에서 도박중독을 치료하기는 쉽지 않다. 중독을 조절해주는 약도 없고 치료프로그램도 없다. 도박중독이 의심되면 의무대나 군병원 정신건강의학과에서 먼저 상담을 받고 외부 병원에서 치료를 받는 것이 좋다.

중독 3

에너지드링크를 마시면 헛것이 보이나요?

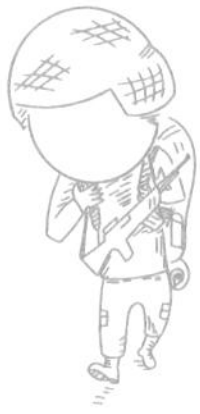

"제가 헛것을 보고 머리도 아프고 해서…."

M일병이 조심스럽게 입을 열었다. 자신도 내심 걱정스러운 눈치였다.

헛것을 보거나 소리를 듣는 사람이 간혹 있다. 주로 졸린 상태에서나 잠이 들기 직전 또는 깬 직후에 경험하게 되는데, 헛것의 경우는 대부분 흐릿하고 형체가 없다고들 말한다. 이런 정도의 환청이나 환시 같은 환각은 질환 수준이 아니다.

M일병은 달랐다. 그는 전혀 졸리지 않은 대낮에 헛것을 보았고, 두통이 심해 졸릴 수 없는 상황이라고 말했다. 간질이 있어도 헛것이 보일 수 있기에 다른 증상을 물어봤지만 가능성이 없었다. 남은 가능성은 약물이었다.

휘발성물질을 많이 흡입하는 근무환경에서는 그 영향으로 구역, 구토, 두통, 환각 등을 겪을 수 있다. 근무환경을 물어보니 행정병으로 일하고 있었다. 그럼 혹시 군에서 금지된 술이나 마약을 복용하는 것은 아닌지 확인해보았으나 그것도 아니었다. 드물긴 하지만 특정 암의 경우 환각을 유발할 수 있으니 큰 병원에 가서 검사를 받아보라고 말하려는 찰나, M일병이 말했다.

"혹시 에너지드링크로도 헛것을 볼 수 있나요?"

보통 에너지드링크에는 고용량의 카페인이 들어 있고, 이를 많이 마시면 중독증상은 물론 금단증상도 나타날 수 있다. M일병은 입대 전부터 고카페인 에너지드링크를 즐겨 마셨다. 공사 현장이나 뷔페처럼 몸을 주로 쓰는 아르바이트를 많이 해왔는데, 일했던 곳의 마음씨 좋은 사장님이 에너지드링크를 실컷 마실 수 있게 해주었고, 하루에 무려 10캔가량을 마신 적도 있었다. 그러다가 군에 입대한 그는 영내 마트에서 저렴하게 사서 마실 수 있는 에너지드링크를 발견하곤 자주 마셨고, 이상 증상을 겪게 되었다. 일과시간에 잦은 두통에 불안과 초조감을 느끼고, 가끔씩 헛것을 보았다. M일병은 피곤해서 그런가 보다 생각하며 더 많은 양의 에너지드링크를 마셨고, 그러면 잠시 두통은 나아졌으나 다른 증상은 더 악화되었다. 그렇게 며칠 동안 고생하다가 결국 군병원 정신건강의학과에 오게 된 것이다.

M일병은 심각한 카페인중독 및 금단증상에 시달리고 있었다. 헛것을

보는 증상을 '환시(visual hallucination)'라고 하는데, 카페인음료를 과다 섭취했을 때 이 증상을 유발할 수 있다. 또한 두통과 피로, 불안, 자극과민성, 가벼운 우울증상, 정신운동 수행의 저해, 오심, 구토, 근육통, 혈압 상승 등의 중독증상을 겪을 수 있다. 이 같은 상태에서 카페인 섭취를 끊으면 12~24시간 이후부터 금단증상이 나타나는데, 주로 극심한 두통이 생기고 1~2일 정도 지난 후 최고조에 이른다. 피로에다 집중력 저하도 함께 나타나기 때문에 이를 극복하려고 다시 카페인을 섭취하는 악순환이 반복된다. M일병은 이러한 중독증상과 금단증상을 교대로 경험해온 것으로 보였다.

먼저 불안증상을 줄이기 위해 소량의 약물을 처방했다. 불안증상이 카페인을 다시 먹게 만드는 주요 원인이기 때문이다. 이어서 카페인이 들어간 식품에 대해 교육했다. 아메리카노를 비롯한 커피 종류와 녹차 등의 차 종류, 커피우유, 에너지드링크, 초콜릿까지 모두 카페인이 들어가 있으며, 바로 섭취를 중단해야 한다고 알렸다.

M일병은 처음 며칠간 불안, 무기력, 두통 같은 금단증상을 겪었지만 예방약을 미리 먹었기에 그리 심한 편은 아니었다. 금단증상이 심하지 않으니 카페인음료를 향한 욕구에 저항할 수 있었고, 2주일 뒤에는 카페인을 완전히 끊을 수 있었다.

카페인중독의 폐해

카페인중독은 하루 250mg 이상의 카페인을 섭취하고, 안절부절, 예민함, 흥분, 불면, 안면홍조, 소변 자주 마려움, 위장관장애, 근육경련, 횡설수설하는 말과 생각, 가슴 두근거림, 지치지 않는 상태, 정신운동성 초조 가운데서 4가지 이상의 증상이 나타나 사회적 · 직업적 기능에 문제가 생겼을 때 진단한다. 카페인 250mg은 스누피우유 1개, 아메리카노 2잔, 믹스커피나 에너지음료 4캔, 녹차 5잔에 해당한다. 즉, 하루에 아메리카노 1잔에 에너지음료 2캔을 마시면 250mg의 카페인을 섭취하는 것이다.

카페인음료를 많이 마셔도 증상이 나타나지 않는다면 카페인중독이라고 할 수 없지만, 카페인음료를 마신 날과 안 마신 날을 비교해봐야 어떤 변화가 있는지 파악할 수 있다. 카페인음료를 마신 날은 가슴 두근거림이나 소변 마려움에 화장실에 자주 가게 되고, 마시지 않은 날은 두통이나 피로를 호소하게 된다. 만약 카페인음료를 마신 날과 마시지 않은 날의 차이가 너무 크면 마시는 음료의 횟수나 양을 줄이는 것이 좋다.

틱장애

나도 모르게 이상한 소리를 내요

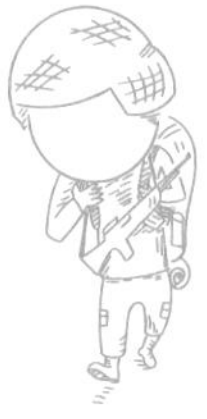

진료실 밖에서 대기하고 있던 용사 한 명이 이상한 소리를 내고 있었다.

"끅 커억, 끅 커억…."

이윽고 진료실로 들어온 그에게 정신건강의학과에 오게 된 자초지종을 물었다. 그는 밖에서 냈던 소리와 비슷한 소리를 반복적으로 내면서 대답을 잘 하지 못했다. 아무래도 스스로 내고자 해서 내는 소리가 아닌, 자신도 모르게 나오는 음성틱증상으로 보였다. 환자를 데리고 온 간부에게 그에 관한 설명을 들었다.

그는 어렸을 때부터 음성틱(소리를 반복하는 틱장애. 행동을 반복하는 틱장애는 '운동틱'으로 불림)이 심했다. 틱이 나오면 친구들이 이상한 소리를 낸다며 심하게 놀려댔고, 스트레스를 받은 그는 더 심한 틱증상을 보이곤 했다. 틱이 악화되면서 친구들의 놀림도 심해지는 악순환이 이어졌다. 아들이 틱과 그로 인한 놀림으로 고통스러워하는 모습을 본 어머니는 정신건강의학과 치료를 받게 하려고 했으나 아버지가 정신건강의학과에 가면 더 심한 차별을 받는다면서 강하게 반대하여 치료를 받지 못했다. 학교생활이 더 힘들어지고 성적도 계속 하위권을 맴돌자 부모님은 그에게 운동을 권유했다. 그는 배드민턴을 배우기 시작하여 선수생활을 꿈꿀 수 있을 정도가 되었다. 효과도 좋아 틱도 많이 완화되었고 고등학교 3학년 때에는 일상생활에 영향이 없을 정도로 호전되었다.

비교적 순항하는 것 같았던 그의 삶을 대입 실패가 가로막았다. 배드민턴만으로는 미래가 불투명하다고 생각한 그는 우선 입대하여 병역을 마치고 앞날을 다시 설계해야겠다고 생각하고 운전병으로 지원입대했다. 입대 후에도 가끔씩 틱이 발생했지만 동기들과 간부들의 도움으로 훈련과 후반기교육을 무사히 마치고 어느 부대의 버스 운전병으로 배치받았다. 처음으로 버스를 운전해야 하는 상황에서 그는 밀려드는 부담감에 잠잠했던 음성틱이 재발하고 말았다. 증상을 통제해보려고 노력했지만 잘 되지 않았고, 그 때문에 사람들의 주목을 받게 되자 틱증상이 더욱 심해졌다. 간부들도 처음 마주하는 모습에 당황했고, 논의를 통해 정신건강의학과를 방문하도록 조치한 것이다.

아무래도 임무를 지속하기는 어려운 상황으로 보여 입원치료를 받기로 했다. 그는 입원 중에 틱증상이 완화되었으나 대화가 어려운 정도의 증상은 여전히 있었다. 퇴원을 해도 그 증상으로 인해 군생활이 어려울 것 같다고 판단하여 의무조사위원회에 환자의 상황을 이야기했고, 결국 전시근로역(전쟁이 일어났을 때 군사업무에 동원되는 역할. 사실상의 면제)으로 판정받아 전역하게 되었다.

틱장애가 있어도 군생활이 가능할까?

틱장애는 본인의 의지와 관계없이 소리를 내거나(음성틱) 특정한 행동(운동틱)을 반복적으로 하는 것을 말한다. 가장 흔한 음성틱증상은 '음음', '킁킁' 소리를 내는 것이고, 가장 흔한 운동틱증상은 고개 끄덕이기, 눈 깜빡이기 등이다. 심할 경우 복합틱이라는 증상이 나타나는데, 단순히 소리만 내는 것이 아니라 욕을 하고, 고개를 끄덕이는 정도가 아니라 남을 때리기도 한다.

누구나 틱처럼 보이는 습관을 가지고 있을 수 있다. 하지만 틱장애는 관련 증상들이 어렸을 때부터 나타나고, 오랫동안 지속되어 사라지지 않으며, 학업이나 직장 생활에 큰 지장을 주는 것이다. 수업시간에 킁킁 소리를 너무 크게 내서 계속 지적을 받거나, 갑자기 상황에 맞지 않는 욕설을 내뱉는 식이다. 학창 시절에 어떤 소리나 행동 때문에 지적을 받지 않았다면 틱장애가 아닐 가능성이 높다. 틱증상은 성장하면서 줄어들거나 아예 사라지게 되어 군에 입대할 때까지 틱장애가 지속되는 경우는 흔하지 않다. 간혹 증상이 남아 있더라도 조절이 가능한 경우가 많다.

틱장애가 있을 경우 군생활을 할 수 있을까? 앞서 얘기했듯이 증상이 약해 스스로 참아내거나 군병원 정신건강의학과에서 처방받은 약으로 증상이 조절된다면 얼마든지 할 수 있다. 하지만 조절이 안 된다면 군생활에 큰 문제를 초래할 수 있다. 업무에 지장을 받을 뿐 아니라 생활관의 동기나 선임들과 불편해질 수 있다. 서로 눈치를 보며 생활한다는 것은 엄청난 스트레스일 수밖에 없고, 그 때문에 싸움이 일어나기도 한다. 틱장애를 진단받은 적이 있거나 그 증상이 남아 있다면 신체검사에서 미리 증상을 말하고 진료기록을 제출하여 신체급수를 다시 판정받는 것이 좋다.

신체검사와 판정기준

정신의학적인 문제로 보충역이나 면제 판정을 받는 경우가 늘어나고 있다. 하지만 질병들 대부분이 확진할 수 있는 객관적 검사가 존재하지 않고, 전문의의 판단만으로 진단을 내린다. 그래서 신체급수를 판정하기가 쉽지 않다. 이에 따라 병무청에서는 군 입대 전의 정신건강의학과 의료기록이 명확하지 않으면 일단 현역 판정을 내리는 경우가 많다. 그 결과, 실제 증상으로 보면 입대하지 않아도 될 사람이 입대하는 경우가 생긴다. 하지만 입대 후에 받는 4급 판정은 사회에서와 달리 계속복무의 대상이다. 따라서 입대 전에 병무청에서 자신의 정신건강의학과 질병을 의료기록으로 밝혀 제대로 판정받을 필요가 있다.

소아청소년기에 발병한 정신질환에 대한 신체급수 기준은 어떻게 될까? 다음의 표는 징병 신체검사 등 검사규칙(별표 2)에 있는 평가기준 중에서 심리적 발달장애와 소아청소년기장애에 관한 내용이다.

신체검사 기준에서 1~3급은 현역으로 입대한다. 4급은 보충역, 5급은 전

소아청소년기의 정신질환에 대한 신체급수표(예: ADHD)

104. 심리적 발달장애와 소아청소년기 장애(전반적 발달장애·학습장애·운동기술장애·의사소통장애·주의력 결핍 및 파괴적 행동장애·유소아기 섭식장애·틱장애·배설장애 등을 말하며, 현재 상태를 기준으로 한다)			
가. 향후 일정기간 관찰이 필요한 경우	7	7	7
나. 경도(진단을 내리기 위한 최소한의 증상이 있으며 이로 인한 사회적·직업적 기능장애가 적은 경우)	3	3	3
다. 중등도(경도와 고도 사이의 증상이나 기능장애가 존재하는 경우)	4	4	4
라. 고도(진단을 내리기에 충분한 여러 가지 증상이 있거나 몇 가지의 심각한 증상이 있어서 군복무에 상당한 지장이 초래된다고 판단되는 경우)	5	5	5

시근로역, 6급은 면제, 7급은 재검이다. 군복무 여부를 가르는 3급과 4급의 기준은 현재 증상(현증)이 가장 중요하다. 현증 여부의 판단 근거는 학교의 생활기록부나 정신건강의학과의 의료기록이다. 중간에 증상이 소실되어 치료를 받지 않은 기간이 오래라면 4급이 아니다. 증상은 있었지만 병원에 다니지 않아 근거자료가 없다면 4급보다 위 급수로 판정할 수밖에 없고, 병무청에서는 이를 근거로 현역입대를 시킨다. 군 입대 후에는 진료를 다시 받아 4급 판정이 내려진다 해도 복무를 계속해야 한다. 5급부터 의병전역이 가능하기 때문이다. 따라서 치료해야 할 증상이 있으면 병원을 꾸준히 다녀 기록을 남겨두는 것이 중요하다.

전환장애

진짜 아픈데 꾀병이라고 하니…

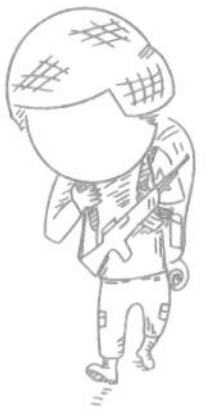

한쪽 다리를 절뚝거리는 N일병이 들어왔다. 걸음걸이가 불편해 보이긴 했지만 보조기구 없이 혼자서 걸을 수 있는 정도였다. 그는 반듯한 용모에 일그러진 표정을 하고 있었다.

"어지러움 때문에 진료를 받았는데, 머리도 아프고 이명이 들리더니 제대로 걸을 수 없게 되었습니다. 정신건강의학과 진료를 받으라고 권해서 왔습니다."

N일병은 다소 과민하면서도 경계하는 태도로 자신의 증상을 설명하며 중간중간 어떤 부분을 강조하기도 했다. 진료기록을 보니 청력검사, 전정기능검사(몸의 평형감각에 대한 검사), 근전도검사 등 다양한 검사를 받았고

결과는 모두 정상이었다.

그는 중학교 시절에도 걸을 수 없는 증상으로 선생님이 학교에서 집까지 데려다준 적이 있었다. 정확한 병명은 기억하지 못하지만 3주 정도 정형외과를 다니며 치료를 받고 호전되었다. 어릴 때부터 여기저기 아픈 곳이 많은 편이었지만, 정신건강의학과 진료는 받은 적이 없었다. 친하게 지내는 친구들과 학교생활도 원만했다. 가정의 경제력은 중상위권 정도였으나 맞벌이를 하는 부모는 사이가 좋은 편이 아니었고, 자신에게도 큰 관심을 기울이지 않았다. 타지의 대학에 들어간 후로는 부모와의 왕래도 거의 없었다.

초등학교 때 처음 생긴 어지럼증으로 병원에 갔을 때 귀의 염증(전정기관염으로 추정) 진단을 받아 약물치료를 한 적이 있었다. 하지만 완치가 되지 않았는지 그 뒤에도 가끔 비슷한 증상이 나타났다. 병무청 신체검사에서 이 증상을 말했지만, 검사 결과 이상이 발견되지 않아 신체급수 1급으로 입대했다.

훈련소생활은 힘들었다. 오랜 기간 잊고 살았던 두통, 이명, 다리 절뚝거림 등의 증상이 재발하여 훈련을 제대로 받지 못하면서 육체적으로나 정신적으로 쉽지 않은 시간을 보냈다. 아프다고 하면 의무대 진료를 받게 해주었으나, 항상 똑같은 말에 똑같은 약만 처방해주어 오히려 증상이 더 악화되는 것 같았다.

부모에게 말을 했지만 자신의 아픔을 진정으로 이해하고 공감하지 않는 눈치였다. 전에도 그런 일이 있었다. 중학교 때 큰 이상이 없다는 병원의 말만 듣고는 꾀병을 부린다며 오히려 아들을 혼냈다. 그는 정말로 아프고 힘든데 아무도 믿어주는 사람이 없다며 괴로움을 호소했다.

처음에는 일부러 전역을 위해 증상을 꾸며낸 게 아닐까 하여 심층면담을 진행했다. 면담 결과, N일병은 자신에게 없는 증상을 꾸며서 말하는 것이 아닌 것 같았고, 자신의 병이 낫기를 간절히 원하고 있었다. 그에게 전환장애에 대해 설명해주고, 곧이어 치료를 진행했다.

N일병은 진료할 때마다 자신의 말이나 요구를 들어주는 것에 민감했다. 군의관이 공감해주지 않는 것 같으면 그다음 진료 때 증상이 악화되는 모습을 보였다. 그는 정서적인 지지를 갈망하고 있었다. 그런 지지를 받지 못할 때마다 증상이 악화된다는 사실을 알려주자 처음에는 부정하던 N일병도 비슷한 일이 반복되면서 서서히 받아들이기 시작했다. 그때마다 정신의 영향으로 신체적 증상이 달라질 수 있다는 점을 교육하고, 스스로 말로 표현할 수 있게 도와주면서 치료를 계속 받으려는 의지를 존중해주었다.

치료가 진행되는 동안 N일병은 다리를 절뚝이는 등의 증상이 호전되었다. 문제는 주변 사람들의 부족한 이해였다. 전환장애가 흔치 않은 질환이다 보니 그에게 꾀병 아니냐는 말을 던지듯 하는 부대원이 있었고, 그럴 때마다 그의 증상은 다시 악화되었다가 혹 누군가가 관심을 갖고 도와주면 또다시 호전되는 들쑥날쑥한 모습을 보였다. 결국 관리의 어려움을 느낀 부대장의 결정과 부모와 N일병의 동의로 현역복무부적합심사를 진행하게 되었다.

마지막으로 진료를 받으러 온 N일병은 자신은 전역을 원하지 않는데 부대와 부모가 그러길 바라는 것 같다고 말했다. 그러면서 증상이 다시 심해지면 어떻게 해야 될지 걱정했다. 그에게 주의사항을 전달해주면서 정신건강의학과의 도움을 꼭 받으라고 당부했다.

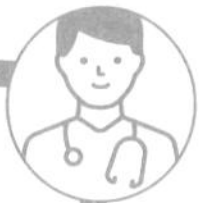

전환장애는 꾀병일까?

전환장애는 군 정신건강의학과의 오랜 숙제다. 치료가 필요한 진짜 환자와 그렇지 않은 가짜 환자를 가려내는 일이 쉽지 않다. 사회에서도 가장 혼란스러워하는 증상이다.

꾀병은 자신의 이득을 위해 증상을 거짓으로 꾸미는 것으로, 아프지 않은 곳을 아프다고 주장한다. 그에 비해 전환장애는 실제로 몸에 문제가 있다고 느끼지만, 그 원인이 신체적인 것이 아니라 정신적인 것이다. 흔한 예로, 같이 살고 있는 자식과 다투고 나서 머리나 배가 아프다고 오는 할머니, 명절 때 시어머니한테 안 좋은 소리를 들은 뒤 팔을 움직이지 못하는 며느리를 볼 수 있다. 스트레스가 심한데 잘 표현하지 못하면 그 고통이 신체적 고통으로 바뀌어 느껴지는 것이다.

전환장애는 환자가 현실을 외면하게 해서 자신에게도 해롭고 주변 사람들과도 멀어지게 만든다. 그런데 정신적인 문제가 아니라고 생각하여 내과나 정형외과 등에서 진료받는 경우가 꽤 많다. 전환장애는 너무 늦게 발견되면 어떤 치료도 효과가 없다. 실제로 아픈데 이상 증상이 나타나지 않을 경우 정신건강의학과를 찾아가는 것이 중요하다.

회피성 성격장애

사람을 대하는 것의 두려움

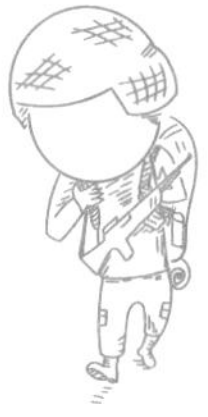

"군생활에 적응을 못하니 귀가했다가 병무청 재검을 받고 싶습니다."

머리를 짧게 깎은 훈련병이 말했다. 귀에는 피어싱홀이 몇 개나 있었고, 물고기 모양으로 보이는 문신이 다채로운 색으로 팔과 목을 장식하고 있었다. 화려한 겉모습과 달리 그는 고개를 숙인 채 눈을 잘 마주치지 못했고 목소리에도 자신감이 없었다.

그는 처음 만나는 사람과는 대화하기를 어려워하는 유형이었다. 중학교 때까지만 해도 수줍음은 많았지만 이야기를 나누는 친구들이 있었는데, 고등학교에 들어간 다음부터는 사람 얼굴을 마주보고 대화하는 것이 불편하고 두려워졌다. 그래서 피하다 보니 어울리는 사람이 아무도 없게 되었고, 결국 고등학교도 중퇴하고 말았다.

집에서만 지내던 그는 주로 게임과 독서로 시간을 보냈다. 그러다가 우연히 컴퓨터 작곡을 접하게 되었고, 온라인으로 프로그램과 마스터 키보드를 구해서 직접 작곡을 시작했다. 재능이 있었는지 본인이 작곡한 곡을 온라인에 올리면 호평이 이어졌고, 나름 유명한 작곡가들과 협업을 하면서 그럭저럭 이름이 알려지게 되었다. 작곡만으로도 생계를 유지할 수 있는 수준이 되자 그는 대학 진학이나 취업할 생각을 접고 집에서 작곡에만 몰두했다. 그렇게 정신없이 시간을 보내던 중 갑자기 영장을 받고 입대 당일까지 집에만 있다가 입던 옷 그대로 짐도 없이 훈련소로 갔다.

거의 2년 만에 가족 외의 사람들을 만나 집단생활을 하면서 그는 자신을 누가 계속 쳐다보고 있다는 느낌에 사로잡혔고, 행동 하나하나에 신경이 쓰이고 부담스러웠다. 조교의 말을 잘 이해할 수 없었던 자신과 달리 동기들은 금세 알아차리고 지시를 따르는 모습을 보고는 머릿속이 혼란스러웠다. 결국 훈련도 잘 따라가지 못했다. 더 큰 문제는 화장실을 이용할 때 허락을 받거나 함께 가는 것이었다. 초면인 사람은 얼굴 보기도 어려워하는 그가 말을 걸어야 하고 그것도 대소변에 관한 것이다 보니 그때마다 너무 곤혹스러웠다. 어렵게 말을 꺼내도 빠른 시간 안에 용변을 봐야 해서 제대로 보지 못하는 경우가 대부분이었고, 그만큼 화장실에 가는 횟수가 잦아졌다. 화장실에 가는 것 자체가 스트레스이다 보니 밥을 줄이기 시작했고, 결국 몸과 마음이 엉망진창이 되어버렸다.

군대생활이 아니라 생존 자체가 문제라는 생각이 들었던 그는 용기를 내서 중대장을 찾아갔고, 이야기를 들은 중대장은 훈련을 지속하기에 무리가 있다고 판단하여 정신건강의학과 진료를 권하게 되었다.

훈련병은 자신에게 매력이 없다고 생각했고, 사람들에게 놀림을 받을까 봐 두려워하고 있었다. 두려움이 너무 큰 나머지 아예 사람을 만나지 않으려고 한 것이다. 그래도 타투이스트(tattooist)인 친형과는 가까이 지내던 터라 형의 권유로 타투와 피어싱을 하게 되었다. 무시당하고 싶지 않은 마음에서였다.

그는 회피성성격장애로 볼 수 있는 특징들을 보이고 있었다. 현재의 상태를 설명하고 치료받을 것을 권했으나, 그는 일을 할 수 있고 형이 곁에 있어서 외롭지 않다며 치료에 부정적으로 반응했다. 그리고 정밀신체검사를 받고 집으로 돌아갔다. 어떤 결과가 나왔는지는 알 수 없으나, 건강에 도움이 되는 쪽으로 군복무 문제가 해결되었기를 바란다.

표현성 언어장애

대화가 어려워 필담으로 소통을

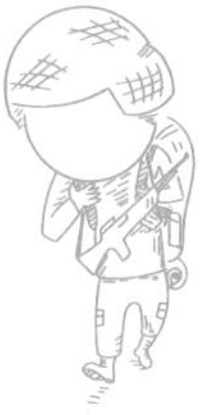

간부 한 분이 진료실로 들어왔다. 접수는 O일병 이름으로 되어 있는데 어떤 일로 왔느냐고 묻자 그가 난감해하면서 말했다.

"저희 부대에 말을 알아들을 수 없는 용사가 한 명 있는데, 이 친구를 정신건강의학과에 데려와도 되는지 궁금해서요…."

성대 같은 발음기관에 문제가 있을 수도 있어 이비인후과에도 가보았으나 별다른 이상이 발견되지 않았다고 했다. 혹시 지능이 낮아 그런 건 아닌가 해서 지능검사도 해보았으나 100이 넘을 정도로 무난했다. 그런데도 발음이 정확하지 않아 무슨 말을 하는지 알아들을 수 없고 그 때문에 지휘에 어려움이 많았다. 정확한 진료가 필요하다고 생각했지만 어느 과를 가야 할지 몰랐고, 그러다가 우연히 언어문제로 치료를 받는 사람에게서 정신건강의학과 이야기를 듣고 O일병을 데리고 온 것이었다.

O일병을 불러 이야기를 해보니 발음을 정확하게 못하는 단어가 많았다. 또 그럴 때마다 정확하게 해보려고 반복해서 시도하다가 발음이 뭉개져버리곤 했다. 그래도 천천히 차근차근 대화하면서 알아듣기 어려운 단어는 필담으로 소통하며 진료를 진행했다.

그에 따르면, 어렸을 때부터 발음이 부정확했으나 성적은 중위권 정도는 되었고, 부모는 어떻게 해야 할지 몰라 크면서 자연스럽게 좋아지겠거니 하며 병원에 데리고 가지 않았다. 착하고 성격이 좋았던 그는 친구들도 많았고, 입대해서도 무사히 만기전역하겠다는 생각으로 열심히 생활했다. 하지만 표현이 부정확해서 같은 생활관을 쓰는 용사들에게 놀림을 받는 일이 많아졌고, 간부들도 지시한 사항을 구두로 확인받지 못해 답답해했다. 정확한 발음을 위해 노력했지만 개선이 되지 않았고, 결국 우울감이 심해져 죽고 싶은 지경에 이르렀다. 이래저래 표현을 못하고 지내던 그를 보고 인솔 간부가 병영생활 상담관에게 상담을 요청했고, 상담관이 외부의 심리상담센터에서 검사를 받을 수 있게 해주었다.

그는 심리검사에서 대부분 정상 판정을 받았지만, 우울감과 자살 욕구가 확인되어 군병원의 정신건강의학과 진료를 권유받고 군의관을 찾은 것이었다. 그는 조용히 노트에 글을 써서 보여주었다.

"너무 우울하고 힘든데, 어떻게 하면 좋나요?"

O일병은 표현성언어장애가 의심되었다. 주로 소아청소년 시기에 발견되는 이 질환은 군 의료기관에서는 평가와 치료가 불가능했다. 그래서 간부와 상의한 결과, O일병의 집 근처에 있는 대학병원에서 필요한 진단을 받을 수 있게 조치할 수 있을 것이라는 답변을 들었다.

언어장애는 치료하는 곳도 많지 않고, 수술처럼 한두 번 만에 치료가 끝나는 질환도 아니다. 간부에게 이런 점들을 설명하며 O일병의 근무지를 도시 근처로 옮길 수 있도록 인사행정적 지원이 필요할 수 있다고 미리 말해주었다. 이후 O일병은 다시 진료실에 오지 않았고 현역복무부적합심사에서도 보지 못했다. 근무지를 옮겨 치료를 받고 군생활을 끝까지 마쳤기를 바란다.

언어장애는 어떻게 판정할까?

언어장애는 3종류가 있다. 표현하는 데 어려움이 있는 것, 이해하는 데 어려움이 있는 것, 둘 다 문제가 있는 것이다. 뇌의 문제 때문에 발성기관이나 청각기관에 장애가 있거나, 지적 능력이 낮거나, 전반적 발달장애 등이 있었다면 언어장애로 진단받지 못한다. 즉, 지능이 정상이고, 발달장애가 아니고, 뇌 자체에 문제가 없는데도 언어 표현과 이해에 문제가 있을 때 언어장애로 진단한다.

보통은 3세 이후에 발견되기 시작하는데, 정도가 심하지 않으면 청소년기에 단어 사용의 수준이 올라가면서 발견되기도 한다. 발견하자마자 언어장애 평가와 치료가 가능한 소아정신건강의학과를 찾는 것이 중요하다. 대개의 경우 우울과 불안 등의 증세가 함께 나타나기 때문이다.

언어장애에 대한 병역의 판정기준은 소아청소년기의 정신질환에 대한 신체급수 기준과 동일하다. 다른 정신질환과 마찬가지로 등급 판정 시 진단 사실과 꾸준한 치료 여부를 중시하므로, 치료를 위해서나 올바른 판정을 위해서나 지속적으로 치료받는 것이 중요하다.

강박장애 1

문을 닫지 않은 것 같아서…

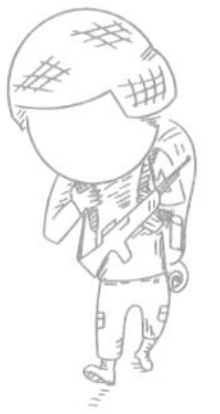

한 용사가 불안해서 견딜 수 없어 진료를 받으러 왔다며 의자에 앉았다. 몇 가지 질문을 하자 그는 계속해서 고개를 뒤로 돌려 문을 바라보았다. 왜 그런 행동을 하느냐고 하니 얼굴을 붉히며 말했다.

“문을 안 닫고 들어온 것 같아서요.”

그는 확인하고 또 확인하는 버릇이 있었다. 문이 안 닫혔으면 어쩌지, 문도 안 닫고 다니는 덜떨어진 사람으로 욕을 먹으면 어쩌지, 밖에서 누가 나를 보면 어쩌지 하는 생각들이 떠올라 계속해서 확인을 하게 된다고 했다. 입대 전에는 어떻게 지냈느냐는 질문에 대뜸 가족 얘기를 꺼냈다.

아버지는 가부장적인 성향에 거의 매일같이 인사불성이 될 정도로 술을 마셨다. 만취가 되어 집에 와서는 고래고래 소리를 질렀고, 그는 그런 아버지를 두려워했다. 어머니는 자상한 편으로 늘 자식을 위하는 분이었지만, 경제적 어려움 때문인지 부담스러운 이야기는 싫어했다. 고민을 털어놓으려다 꾸지람만 들은 적도 있었다. 그는 누구에게도 자신의 속내를 꺼내지 않게 되었다. 사는 게 힘든 건 알겠지만, 마음의 곁을 내주지 않는 사람들 속에서 혼자 남겨진 느낌이 그의 삶을 더 힘들게 했다.

학교에서는 마음이 잘 맞는 한두 명의 친구와만 어울렸다. 하지만 늘 두려웠다. 혹시나 친구들이 자신을 좋지 않게 보면 어쩌나 걱정되어 마음을 터놓을 수 없었고, 견딜 수 없을 정도로 답답할 때만 에둘러 표현하곤 했다. 고등학교 때에는 한 친구가 자신의 성적을 무시하듯 던진 말에 마음이 상한 나머지 열심히 공부하여 반에서 3등 안에 든 적도 있었다. 그때 친구들이 모르는 것을 설명해주는 즐거움을 알게 되어 교사가 되려고 사범대를 목표로 삼았다. 하지만 들어가지 못했다. 재수까지 했으나 허사였다. 삶이 무의미해진 그는 자살을 시도했다. 그런데 갑자기 숨이 막히고 가슴이 뛰면서 어지럼증이 생기는 바람에 그 자리에 주저앉고 말았다. 30분이 지나도 그 상태가 지속되자 '이러다 진짜 죽을지도 모르겠다' 싶어 119로 연락해서 응급실로 실려 갔다. 입원해서 진료를 받는 동안 공황발작이라는 진단을 받고 약물처방도 받았지만 자신에게 별 도움이 되는 것 같지 않아 일방적으로 약을 끊었다.

수능 성적에 맞는 대학에 들어가 다니던 중 우연히 강도 사망사고 기사를 보게 되었는데, 그때부터 '누군가가 자신을 해칠 수도 있지 않을까?'라는 생각이 머릿속을 맴돌기 시작했다. 어떤 소리가 들리는 것은 아니지만 두려움 때문에 항시 주변을 확인하는 버릇이 생겼다. 도서관에 가서도 책상 밑이나 자신의 뒤를 살폈다. 그러다가 결국 집에서만 공부하게 되었는데, 외출했다가 돌아오면 집의 옷장이나 문 등을 다 열어보고 난 다음에야 마음을 놓을 수 있었다. 스스로도 자신의 행동이 과하다는 것을 알았지만, 그렇게 하지 않으면 불안해서 견딜 수가 없었다.

쉽지 않은 대학생활을 하던 도중 아버지의 권유에 따라 군에 입대했다. 개인 공간이 전무한 훈련소에서 그의 증상은 더욱 심해졌다. 누군가의 마음에 들지 않으면 해를 당할지 모른다는 생각에 동기들에게 잘 보이려 노력하고, 언제나 주변을 돌아보며 모두가 잠든 것을 확인한 다음에 겨우 잠을 잤다. 그 때문에 쌓인 졸음과 피로로 정상적인 생활을 할 수 없었던 그는 간부 면담을 거쳐 정신건강의학과 진료를 받게 되었다.

이 용사는 우울삽화(우울한 기간)와 공황발작을 겪은 적이 있지만, 현재 그를 가장 괴롭히는 것은 누가 자신을 흉기로 찌를 수도 있다는 생각이 자기도 모르게 떠오르는 것과 그로 인한 불안감, 그리고 불안을 줄이기 위해 특정 행동을 반복하는 것이었다. 그에게 강박장애가 의심되니 약물치료부터 시작하는 것이 좋겠다고 말했다. 하지만 그는 정신건강의학과 기록이 남으면 앞날에 도움이 되지 않을 것 같다며 민간 상담센터를 방문하고 싶어 했다. 상담보다는 약물치료가 효과가 빠르므로 진료를 계속 받으라고 권고했지만, 말을 듣지 않고 진료를 중단했다.

강박장애는 단순 상담만으로는 증상을 치료하기가 어려운 질환이므로 처음부터 약을 복용하는 것이 좋다. 물론 선택은 환자 자신이 하는 것이지만, 편견 때문에 자신에게 이롭지 않은 선택을 하는 경우를 보면 의사로서 안타까운 마음이 든다.

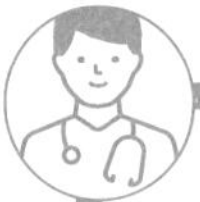

강박장애와 루틴의 차이

강박장애는 강박사고와 강박행동을 통칭한 말이다. 강박사고는 억제하려고 해도 특정 생각이나 충동, 심상이 반복적으로 떠오르는 것이고, 강박행동은 강박으로 인한 불안을 줄이기 위해 또는 자기도 모르게 특정 행동을 반복하는 것이다. 누구나 어느 정도의 강박은 가지고 있다.

운동선수들은 이른바 '루틴(routine)'이라고 하는 자신만의 동작을 가지고 있다. 야구선수가 타석에 들어서서 방망이로 오른발, 왼발을 순서대로 두드리거나, 테니스선수가 서브를 하기 전에 머리, 코를 순서대로 만지는 등의 동작을 가리킨다. 이러한 루틴은 긴장을 풀게 해주어 경기력을 향상시키는 역할을 하며, 강박장애가 아니다. 하지만 루틴을 하지 않으면 실패한다는 생각이 지나치게 강하거나, 루틴에 따른 압박감으로 더 긴장이 되거나, 루틴으로 시간을 지연시키거나, 루틴을 방해하는 사람과 격렬한 몸싸움을 한다면 이는 강박장애로 볼 수 있다.

강박장애 2

약 없이 어떻게 살아요?

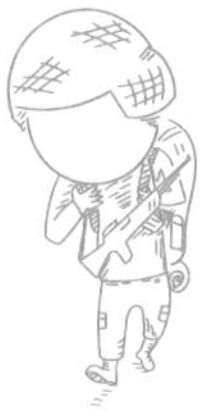

"제가 원래 다른 과로 입원했는데, 정신건강의학과 진료를 받으라고 해서 왔습니다."

시무룩한 표정의 P일병이 말했다. 군대에 들어온 후로 허리와 무릎이 아프고, 머리도 어지럽고, 두드러기도 생기고, 앞이 깜깜해 아무것도 안 보일 때가 있어서 내과, 신경과, 신경외과, 정형외과, 피부과, 안과를 두루 거쳐 진료를 받았다. 혈액검사, MRI검사 등도 했는데 모두 정상으로 나왔고, 마지막으로 자신을 진료한 안과에서 정신건강의학과에 가보라고 했다는 것이다. 군병원에서만 진료를 받았느냐는 질문에 잠시 머뭇하던 그는 민간 병원에서도 받아보았다며 별 이상이 없었다고 말했다.

군생활은 어떠냐는 질문에 P일병은 조용히 울기 시작했다. 자신은 정말로 아픈데 주변에서 모두 꾀병이라며 손가락질하고 후임마저 자신을 없는 사람 취급해서 괴롭다고 했다. 처음에는 비교적 잘 대해주던 사람들이 검사 결과가 모두 정상으로 나오자 자신을 대하는 태도가 달라져 어찌할 바를 모르게 되었다. 이제 자신을 이해해주는 건 병영생활 상담관뿐이었다. 어떤 상황인지 짐작되었다.

진료를 통해 어떤 부분이 좋아지길 바라느냐는 질문에 자신의 병이 무엇인지 정확히 알고 싶다고 말했다. 나중에 취업을 생각해서 군복무를 마치고 싶은데 너무 아파서 계속할 수 없을 것 같다며 한숨을 지었다. 좀 더 상황을 파악하기 위해 잠시 용사를 나가게 하고 동행한 간부를 들어오게 했다.

“말도 아닙니다.”

함께 생활하는 장병들은 이미 P일병이 꾀병을 부리고 있다고 생각하는 것 같았다. 검사 결과가 정상인데 아프다면서 일과를 담당하지 않는다는 것이다. 약도 제대로 먹지 않는다고 했다. 약이 너무 많아서 어떤 약을 먹고 있는지 제대로 알 수도 없고, P일병이 약을 먹다가 안 먹다가 제멋대로라고 지적했다. 간부에게는 용사가 제출한 소견서를 다음에 모두 가져와 달라고 부탁하고, P일병에게는 현재 가지고 있는 약을 전부 가져오라고 하고 첫 진료를 끝냈다.

한 주 후쯤 간부와 용사가 소견서 뭉치와 약 한 바구니를 들고 왔다. 먼저 소견서를 시간 순으로 정리하여 그때마다 어떤 약을 처방받았는지 P일병에게 확인했다. 하지만 그는 최근에 받은 정형외과의 약과 외부 병원의 피부과 약만 구별할 뿐 다른 약들은 언제 어디서 받았는지 분간하지 못했다. 그는 또 허리 통증이 있으면 정형외과 약을, 가려우면 피부과 약을, 어지러우면 빨간 약을, 머리가 아프면 흰 약을, 통증이 가라앉지 않으면 다른 봉투에 있는 약을 먹는 등 중구난방으로 복용하고 있었다. 처방에 맞게 제대로 먹는 약이 없었다. 그에게 계속해서 먹을 약과 불필요한 약으로 나누어 버릴 약은 의무대에 놓고 가라고 하니 그는 자신이 가지고 가겠다며 말을 듣지 않았다.

"혹여 제 몸에 무슨 일이 생기면 그 약이 필요할 수도 있지 않습니까?"

P일병은 여러모로 걱정이 많은 사람이었다. 늘 자신에게 무슨 사고라도 나면 어쩌나 염려하고 자신이 하는 일도 필요 이상으로 확인하곤 했다. 챙겨야 할 물건들, 지켜야 할 일과시간을 여러 번 확인하지 않으면 불안해서 견딜 수가 없었다. 더러운 것을 만진 손은 여러 번 씻어야 했고, 손잡이도 맨손으로 잡지 않고 옷으로 잡고 돌려야 마음이 놓였다.

모든 증상을 종합해볼 때 강박장애로 진단할 수 있었다. 그에게 과도한 걱정 때문에 약을 필요 이상으로 먹고 있는 상황과 부작용에 대해 설명하고, 필수적인 약들 외에는 모두 먹지 말라고 조언했다. 그래도 약 없이는 안 된다고 고집을 피우는 P일병을 평생 약만 먹을 수는 없지 않느냐고 설득하여 일주일간의 중단 약속을 받아냈다. 다음 주에 방문한 P일병은 약을 끊어도 생활에 큰 차이가 없었다면서 자신의 걱정이 과했던 것 같다고 시인했다. 드디어 치료와 교육을 시작할 수 있게 된 것이다.

강박장애는 보통 약물치료를 병행하지만, 이 용사는 바로 약을 처방하기가 부담스러웠다. 그간의 행동으로 보아 약에 의존할 가능성이 높아 보였기 때문이다. 그래서 먼저 강박증에 대한 교육과 알아차림 명상을 시도했다. 자신의 질환에 대해 잘 알아야 적절한 치료가 가능하고, 자신이 어

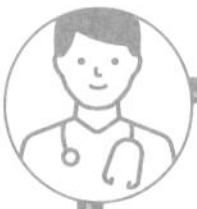

명상으로 정신질환 치료를?

다양한 종교에서 수도법으로 활용되는 명상은 그 종류가 다양하다. 그중에서 정신질환에 효과가 있는 명상으로 밝혀진 것은 마음챙김(mindfulness)이다.

사람들이 찾는 명상센터에서의 명상도 좋지만, 질병에 대해서는 잘 모르기 때문에 한계가 있다. 명상을 지도하는 사람이 의도치 않게 정신질환이 악화되는 방향으로 진행하거나, 명상할 상태의 질환이 아닌데 명상을 시도하는 경우가 있기 때문이다. 몸에 근육을 만들려면 체육관에 가야 하고, 다친 다리뼈를 치료하려면 정형외과에 가야 하는 것처럼, 건강한 상태에서는 명상센터를 찾아도 좋지만, 치료가 필요한 상태에서는 명상을 하더라도 병원을 찾아야 한다.

떤 상태에 있는지 스스로 감지할 수 있어야 걱정이 커지지 않기 때문이다. '허리가 아프면 어쩌지?'와 같은 걱정이 들 때 '내가 허리가 아프다고 걱정하고 있구나'라고 인정하게 되면 통증에 집중하여 걱정은 커지지 않게 된다.

P일병은 다행히 약물치료 없이도 강박증상이 많이 줄었고, 본인도 그 상태에 만족했다. 그리고 가끔 자신이 원할 때 의무대에 와서 진료를 받곤 했다.

사회공포증

나를 좋지 않게 생각하면 어쩌지?

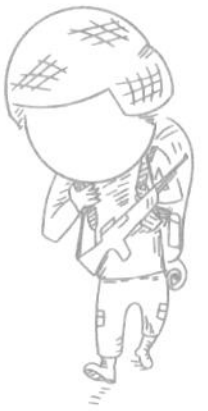

"상담관님이 정신건강의학과 진료를 받는 것이 좋을 것 같다고 하셔서 왔습니다."

관등성명을 우렁차게 외치며 Q일병이 들어왔다. 그는 진료실에 들어오기 전에 노크는 물론 들어가도 되는지를 먼저 묻고 문을 여는 것과 동시에 큰 소리로 깍듯하게 경례를 붙였고, 들어와서도 완벽한 군인의 모습을 유지했다.

Q일병은 일로 바쁜 부모님을 대신하여 시골의 할머니 손에서 자랐다. 작은 시골에서 만나는 사람들은 늘 같았고, 한 학년에 한 반뿐인 초등학교는 그 친구가 그 친구였다. 얼마 되지 않는 친구들과 붙어 다닌 그는 중학

교에 들어가서도 별반 다르지 않은 생활을 했다.

문제는 고등학교 때 생겼다. 다른 지역으로 이사를 가는 바람에 아는 친구가 아무도 없는 학교에서 혼자 지내는 시간이 많아졌다. 낯선 사람들에게 무슨 말을 해야 할지, 어떻게 대꾸해야 할지 몰라 쓸쓸하게 보내는 자신이 답답했다. 행여 잘못 말하거나 실수라도 하면 미움을 살 것만 같았다. 시골과 다른 도시 분위기도 그에게는 어색할 따름이었다. 촌티 나는 모습을 보이면 친구들이 비웃을지 모른다는 생각이 들었다. 고민 끝에 부모에게 아는 친구들이 많은 학교로 전학하고 싶다고 말했으나 지금의 학교가 더 좋다며 노력해보라는 말만 들었다.

학교에서 무시나 따돌림을 당한 적은 없지만 위축되는 느낌이 드는 건 어쩔 수가 없었다. 교실에 들어갈 때에도 반 친구들의 시선에 신경이 쓰였고, 칠판 앞에 나가 발표를 해야 할 때는 온몸이 떨리고 얼굴이 붉어져 친구들이 웃은 적도 여러 번 있었다.

입대 후에도 상황은 달라지지 않았다. 훈련소에서는 비교적 편하게 지낸 편이었으나 자대배치를 받고 나서는 모든 언행이 조심스러웠다. 소문이 워낙 빨라 작은 일 하나도 금세 퍼지고 왜곡되는 경우가 비일비재했다. 때로 상사들의 지적과 비난을 받으면서 부대 사람들 한 사람 한 사람이 두렵게 다가왔다. 자신을 삐딱하게 바라보는 사람은 일부에 불과하며 대부분은 편하게 대하면서 도움을 주는 사람들이라는 사실을 잘 알고 있었음에도 마음은 편치 않았다. 그런 자신을 스스로도 이해할 수 없었던 그는 병영생활 상담관을 찾아갔고, 몇 차례의 상담에도 증상이 호전되지 않자 정신건강의학과 진료를 받기에 이르렀다.

사회공포증으로 진단을 내리고 약을 처방했다. 매주 1회 면담을 갖기로 하고, 잘못된 믿음을 바꾸는 것을 목표로 삼았다. 모르는 사람은 자신을 좋지 않게 평가할 거라는 믿음이 문제를 일으키고 악화시키고 있었기

병과별 호발 질환

같은 119에서 근무하는 구급대원이라도 조건에 따라 겪는 스트레스가 다르다. 현장에서 활동하는 대원, 사무실에서 근무하는 대원이 호소하는 정신적 어려움에 차이가 있다.

군대도 마찬가지다. 병과에 따라, 맡은 업무에 따라, 생활환경에 따라 호발하는 질병이 서로 다르다. 예를 들어 경계근무를 서는 군사경찰은 군화를 신고 바른 자세를 유지해야 하기 때문에 무좀이 많고, 사회공포증이 있으면 견디기 어려워한다. CCTV를 지켜보는 것이 일과인 용사는 모니터 빛에 노출되어 불면증이 생기기 쉽고, 공황장애가 있으면 좁은 방 안에 있는 것 자체를 힘들어한다. 이런 특성들을 파악하여 군복무를 더 잘할 수 있게 만들어주는 것이 용사에게도 군대에도 도움이 된다.

때문이다. Q일병과 함께 내면화된 그의 믿음을 지지하는 근거를 추적하고, 그 믿음에 반대되는 근거를 찾아갔다. 사회공포증이 있는 사람은 자신의 믿음에 반대되는 근거를 찾아내기가 어려우므로 의사의 도움이 필요하다. 일상생활에서 그런 믿음이 고개를 드는 순간마다 그에 반대되는 근거를 찾는 연습을 같이 해나가며 평가하는 시간을 가졌다.

3개월 정도 지났을 무렵, Q일병의 상태는 몰라보게 좋아졌다. 부대에서도 그를 돕기 위해 다른 곳에서 근무할 수 있게 배려해주었고, 부대생활을 훌륭하게 하고 있다는 소식이 들려왔다. 가끔 부대 안에서 마주칠 때마다 씩씩하게 경례하는 그를 보면서 고마운 생각이 들었다.

지적장애

상담관님,
치킨이 먹고 싶어요

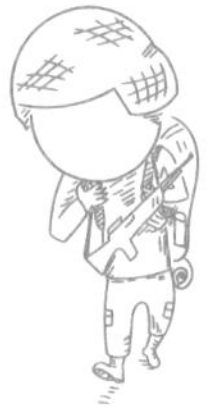

"도저히 말이 안 통해요."

용사를 인솔해온 간부가 먼저 들어오더니 한탄부터 시작했다. 전입 온 지 얼마 되지 않은 신병이라 이해는 하겠는데, 좋은 말로 여러 번 설명을 해줘도 달라지는 것이 없다는 것이었다. 일을 배우는 속도가 느린 사람이 있지만 지나치게 느리고, 지적할 때마다 이상한 행동이 늘어난다고 했다. 그래서 신병에게 듣기 싫은 소리를 하면 오히려 자신이 더 크게 화를 내면서 싸우려 들어 부대가 매일 시끄럽다며 한숨을 지었다. 업무에서 열외시킬 수도 없고, 일을 맡기면 그때마다 잡음이 생겨 골치가 아프다며 어떻게 해야 할지 몰라 혹시나 하는 마음으로 정신건강의학과에 데리고 왔다고 했다.

간부가 나가고 용사가 들어왔다.

"필승!"

기합이 들어간 목소리였지만 어딘가 모르게 어리숙해 보이는 신병이었다. 진료실에는 보통 군의관 앞에 환자용 의자가 있고, 벽 쪽에 간이의자가 놓여 있다. 신병은 앞에 있는 의자에 앉지 않고 벽에 놓인 간이의자에 앉았다. 일단은 그렇게 면담이 시작되었고, 일정한 거리가 있다 보니 다소 큰 소리로 대화를 나누었다.

"목이 아프지 않아요?"

"조금 그렇습니다!"

"그런데 왜 그쪽 의자에 앉았어요?"

"처음 보는 사람은 조심해야 합니다."

조심스럽게 고등학교 수준의 단어부터 중학교, 초등학교 고학년 수준의 단어까지 그 뜻을 물어보았다. 그는 초등학교 고학년 수준의 단어는 뜻을 알고 있었지만, 그 이상의 단어는 알지 못했다.

지적장애가 의심되는 상황이었다. 이를 확인하려면 지능검사를 포함한 심리검사가 필요하여 군병원의 정신건강의학과 진료를 받아보라고 이야기했다.

"싫습니다!"

이유를 물으니 부모님이 정신건강의학과 진료를 받으면 안 된다고 말했다는 것이다. 알겠다고 하고 다시 간부를 불러 상황을 설명했다. 지적장애를 가진 용사들의 특성과 주의사항을 전달하고, 짧은 기간에 호전은 불가능하니 부대 장병들이 기대를 낮추어 대하는 것이 중요하다는 점을 강조했다. 의미 없는 기대는 갈등만 부추기기 때문이다. 간부는 부모를 설득해보겠다며 한 주 후에 다시 진료를 받으러 오겠다고 말했다.

일주일이 지나서 방문한 간부의 표정은 좋지 않았다. 다들 조심한 덕에 말썽은 줄어들었지만, 용사의 부모와 말이 안 통한다는 것이었다. 병원 진료를 받게 해달라고 했다가 취소하고, 통화하게 해달라고 했다가 다시 취소하는 등 도무지 정신이 없다는 것이다. 결국 간부와 상의하여 용사가 겪는 소외감과 분노를 조절하는 상담과 약물 처방 위주로 진료를 진행하기로 하고, 병영생활 상담관에게 연락하여 어떻게 군병원에서 진료를 받게 할 수 있을지를 논의했다.

그러던 어느 날, 용사가 상담관에게 치킨이 먹고 싶다는 말을 했고, 상담관이 그 사실을 간부에게 전했다. 간부는 치킨을 사주며 용사를 달래서 병원에 가자고 설득했고, 그렇게 해서 마침내 군병원의 진료와 검사를 받게 되었다.

한 달 뒤 간부에게서 경도의 지적장애 진단서가 나왔다는 연락이 왔다. 이미 현역복무부적합심사를 진행하고 있었던 부대는 진단서가 나온 후 용사가 전역할 수 있게 해주었다.

지적장애가 있어도 입대 가능?

경도, 중등도, 고도(중증) 지적장애 진단을 받으면 애초에 입대 대상에서 제외된다. 어떤 착오로 입대한다 해도 바로 의병전역하게 된다. 그런데 중등도와 고도 지적장애는 어렵지 않게 판별할 수 있지만, 경도 지적장애는 판별이 쉽지 않아 모르는 상태로 힘겹게 군생활을 하는 경우가 있다.
경도 지적장애를 가진 사람이 군생활을 하는 경우는 크게 2가지다. 하나는 지적장애진단서를 병무청에 제출하지 않은 경우, 다른 하나는 지적장애인 걸 알면서도 입대한 경우다. 먼저, 지적장애진단서를 제출하지 않은 경우는 대부분 보호자 역시 정신적, 경제적 어려움을 겪고 있어 신경을 쓸 수 없었기 때문이다. 지적장애인 줄 알면서도 입대하는 것은 자녀가 군대에서 달라지기를 원하는 부모의 기대 때문인 경우가 많다. 입대 후 성격이 활달해지거나, 일머리가 생기거나, 사회생활의 노하우를 얻을 수 있기를 바라는 것이다. 하지만 지능은 오르지 않는다. 게다가 위험한 물건이나 상황이 도처에 존재하는 군대의 특성상 경도 지적장애가 있는 용사가 다치거나 전우를 위험에 처하게 하는 일도 생길 수 있다. 따라서 지적장애가 있다면 그 정도를 불문하고 입대하지 않는 것이 낫다.

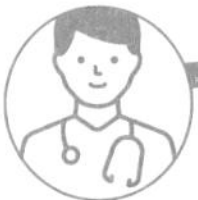

현역복무부적합심사와 의병전역의 차이

입대한 용사가 복무를 조기에 마칠 수 있는 절차로는 의가사전역, 의병전역, 현역복무부적합심사가 있다. 의가사전역은 용사 가족의 생계가 어려워 심사기준에 따라 일찍 전역하는 경우다. 의병전역은 용사 자신의 건강에 문제가 생겨 군병원의 검사를 거쳐 신체등급 5, 6급이 나올 경우 전역하는 것이다. 현역복무부적합심사는 부대의 지휘관이 용사의 전투력이 현저히 떨어져 지휘에 부담이 될 때 신청할 수 있으며, 각종 심사를 거쳐 최종 결정된다.

조현병 1

신호를 주고받는 동기들이 수상해요

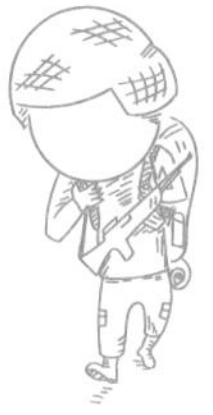

"동기들이 저를 안 좋게 생각하는 것 같아요"

본래 R상병은 부대생활에서 크게 문제될 것이 없었고, 동기들과의 관계도 특이사항이 없었다. 그런데 최근 들어 말수가 줄고 위축된 모습을 보이는 등 평소와 달라져 주임원사가 면담을 했는데, 주위 사람들이 자신을 미워하고 나쁘게 보는 것 같다는 말을 했다고 한다. 이상한 점은 동기들과 마찰이나 다툼이 전혀 없었고 동기들도 별 문제가 없다고 말하는데 혼자서만 그렇게 생각한다는 것이다.

먼저 R상병에게 동기들과 어떤 문제가 있었는지 물어보았다. 그는 싸우거나 괴롭힘을 당하는 일은 없었다고 했다. 그래서 어떤 점이 힘드냐고 물으니, 자신이 단체생활에 적응을 못하는 것 같다며, 함께 이야기도 나누고 게임도 해야 하는데 그러지 못한다고 말했다. 무엇 때문에 동기들과 어울리지 못하는 것 같느냐는 질문에 그는 내향적이고 조용한 성격이라 그런 것 같다는 답변을 했다.

R상병은 학창 시절에도 단 2명의 친구와만 어울렸다. 입대도 친구와 함께 하려고 했으나, 친구의 부모님이 너무 이르다고 해서 혼자 입대하게 되었다. 그의 아버지는 공무원으로, 어머니는 회사원으로 맞벌이를 해서 외할머니가 어린 그와 동생 둘을 돌보았다.

R상병이 질문에만 짧게 대답을 하기에 혹시 하고 싶은 말이나 궁금한 점이 있는지 물으니 없다고 해서 첫 진료를 간단히 마치고 하루 뒤에 다시 보기로 했다. 용사의 상관인 주임원사에게 그에 대해 알아보니 생활관에서 별 문제 없이 지내며 우울 등의 증상을 보인 적도 없다고 했다. 특이한 점 하나는 밤에 화장실에 갔다가 돌아다니곤 하는데 자신의 방을 잘 찾지 못한다는 것이었다. 잠을 잘 자는 편이라는 용사의 말과는 다른 부분이었다.

다음 날 두 번째 면담에서도 R상병은 별 다른 이야기를 하지 않았고, 세 번째 면담 때에는 전과 달리 다소 피곤한 모습을 보였다. 잠을 잘 못 잤느냐는 물음에 그런 것 같다고 답하기에 그 이유를 다시 물으니 그냥 잠이 오지 않았다고 말했다가 동기들이 자신을 안 좋게 생각하는 느낌과 관련이 있는 것 같다고 고쳐 말했다. 그는 자신이 방에 들어가면 자신이 알아서는 안 되는 이야기라도 있는 양 동기들이 입을 다물어버린다며 자신의 느낌이 맞는다고 믿고 있었다. 자신이 말을 할 때 동기들이 모두 오른쪽 발만 뻗고 있는 것만 봐도 자신만 모르게 어떤 신호를 주고받는 것이 틀림없고, 언젠가는 자신을 괴롭히려고 '오른손이 한 일을 왼 손이 모르게 하라'라는 말에서 따온 신호일 거라는 설명을 덧붙였다. 그에게 혹시 남들이 듣지 못하는 소리가 들리지 않는지 묻자 그런 것은 없다고 했다.

R상병은 피해망상 및 관계사고 등의 사고장애를 보이고 있었다. 그것이 밤의 이상 행동이나 타인에 대한 부정적 인식을 낳는 등 일상생활에 영향을 미치고 있었다. 부모와 상의하여 군병원에서 진료를 받을 수 있게 조치하고, 대학병원에서 정밀검사도 받아보도록 했다. 결국 조현병 진단을 받은 그는 약물치료를 시작하고 의병전역하게 되었다.

조현병은 군복무 중에 종종 발생하는 질병이다. 치료는 최대한 빨리 시작하는 것이 효과적이다. 최근에는 환경이 좋아져 발병 사실을 확인하고 정신건강의학과 전문의를 만나기까지 시간이 오래 걸리지 않는다. 최대 난관은 부모다. 부모가 자녀의 정신질환을 쉽게 받아들이지 않는 데다 군대의 정신건강의학과에 대한 편견이 영향을 주기 때문이다. 다행히 R상병은 부모가 적절히 대응하여 빠른 치료와 인사행정적 조치를 받을 수 있었다.

조현병 환자는 폭력적이다?

조현병은 망상, 환청, 언어나 행동의 와해, 음성증상(감정 표현의 감소나 무욕증 등)을 특징으로 하는 질환으로, 업무와 생활에 큰 지장을 초래하게 된다.

언론에서 조현병 환자들의 폭력성을 다루는 경우가 많으나, 의학적으로는 일반인에 비해 폭력성이 높다는 근거는 없다. 대검찰청 자료(2017)에 따르면, 중증정신질환자의 범죄 비율은 일반인의 5분의 1 정도 수준이다. 단, 적절한 치료를 받지 않으면 폭력성이 증가할 수 있으므로 정신건강의학과의 진료가 반드시 필요하다.

조현병으로 인한 망상이나 환청은 다른 누군가가 자신을 해칠 것 같다는 내용이 많고, 그래서 다른 사람을 공격하기도 한다. 하지만 항정신병 약물을 복용하면 망상이나 환청의 빈도와 강도가 줄어들고, 타인이 나를 해칠 것 같다는 강한 믿음이 해칠지 모른다는 느낌 정도로 달라진다. 따라서 중증이라도 치료만 받으면 일반인보다 폭력성이 높지 않게 된다.

조현병 2

스마트폰을 분해한 용사의 확신

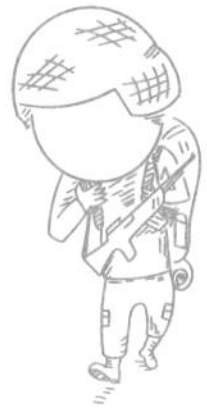

용사와 2명의 간부가 함께 진료실로 들어왔다. 간부는 S병장이 기이한 행동과 알 수 없는 말을 해서 데리고 왔다고 말했다.

간부들에 따르면, S병장은 평소 조용한 성격으로 사람들과 잘 어울리는 편은 아니지만, 친한 동기나 선후임들과는 장난도 치면서 농담을 건네는 등 생활에 문제가 없었다. 그런데 한 달 전부터 이상한 행동을 보이기 시작했다. 새벽에 갑자기 화장실로 가서 청소를 하거나 머리를 감아서 왜 그러느냐고 물었더니 "아무것도 아니에요. 더러워서요"라고 태연하게 말하더라는 것이다. 어딘가 이상했지만 새벽에 그러면 다른 사람들의 수면에 방해되니 다음부터는 하지 말라고 주의를 주었다고 했다.

그런데 그게 끝이 아니었다. 얼마 전에는 자신의 스마트폰을 망가뜨리는 일이 벌어졌다. S병장은 스마트폰이 고장 나서 수리를 하다가 그런 것이라고 말했지만, 같이 있던 용사들의 말은 달랐다. 갑자기 스마트폰을 분해하더니 쓰레기통에 버렸다는 것이다. 그의 이상 행동은 여기서 그치지 않았다. 남몰래 용사들의 방에 들어가 벽에 걸린 시계의 건전지를 빼서 버리기도 했다. 이 때문에 주임원사가 면담을 해보니, 스마트폰과 시계가 해킹을 당해서 어쩔 수 없이 벌인 일이라고 대답했다.

진료실에 들어온 S병장은 두리번거리며 주변을 살피더니 다소 굳은 표정으로 군의관을 바라보았다. 어떻게 오게 되었느냐는 질문에 자신이 스마트폰과 시계를 파손해서 오게 되었다며 맥락이 맞지 않는 답변을 했다. 왜 파손했느냐고 물으니 다소 뜸을 들인 뒤 해킹 이야기를 시작했다. 그는 스마트폰이 해킹당했다고 확신하고 있었고, 사진 파일이 없어지거나 앱들이 삭제되어 있는 것이 그 증거라고 말했다. 그래서 해킹을 못하게 전원을 차단하려고 배터리를 망가뜨렸다는 것이다. 또 망가진 배터리로 폰뱅킹의 잔고가 빠져나갈지 모른다는 생각에 본인 계좌의 돈을 부모님 통장으로 이체시켜놓았다고도 했다. 그러면서 자신이 지나갈 때마다 시계에서 사진 찍는 소리가 들리는데 군대에서는 아무런 조치도 취하지 않는다며 분노했다.

간부에게 조현병에 대해 설명하고 바로 치료를 시작하는 게 좋겠다는 소견을 전달했다. 소식을 듣고 달려온 부모와 상의 끝에 집 근처의 민간 병원에 위탁하여 필요한 검사와 치료를 받기로 하고, 이후 진행 상황을 지켜보기로 했다.

이후 S병장은 한 달간 입원치료를 받았고, 다행히 증상이 빨리 호전되어 약물치료를 꾸준히 받는 조건으로 조기에 퇴원할 수 있었다. 그리고 군병원에서 의무조사를 거쳐 의병전역이 결정되었다. 이후 일상생활을 하는데 큰 지장이 없을 정도로 좋아졌다는 소식을 전해 들었다.

조기정신증이란?

조현병은 하루 이틀 사이에 갑자기 생기는 질병이 아니다. 조현병으로 확진하기 전에 의심할 수 있는 정도의 단계가 있는데, 이를 '조기정신증'이라고 부른다. 조기정신증의 증상은 다양하다. 다 그런 것은 아니지만, 조용한 성향에 친한 친구가 없고, 혼자서 음악을 듣거나 영화, 게임 등에 몰두하는 양상을 띨 수 있고, 강박증상이나 각종 신체증상 그리고 철학이나 종교에 몰두하는 모습을 보일 수도 있다. 가장 큰 특징은 약화된 관계사고 등의 정신병적 증상을 보이는 것이다.

위와 같은 증상이 나타나면 정신건강의학과 전문의의 진단을 받아보기를 권한다. 조현병 발생을 늦추거나 미리 막을 수 있고 향후 병의 예후에도 좋다.

징계 등 1

가해자에 대한 처벌만큼 중요한 것

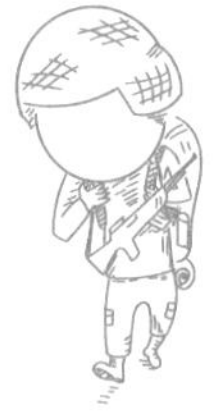

똑똑똑. 정중한 노크 소리에 이어 건장한 군사경찰과 간부가 같이 들어왔다. 간부는 부대에서 문제를 일으킨 용사가 영창에 일주일간 들어오게 되었는데, 입창하기 전에 건강 상태를 확인하는 과정에서 우울함과 불안함을 호소해서 데리고 왔다고 말했다.

진료실 문 밖을 군사경찰이 지키는 다소 어색한 분위기에서 진료를 시작했다. 해당 용사는 완전히 얼어 있다시피 해서 어떻게 된 일이냐는 질문에 제대로 답을 하지 못했다. 밖에 있는 간부에게 대략적인 이야기는 들어서 알고 있다고 말하고 달래며 어렵게 면담에 들어갔다.

그는 신병에게 부적절한 장기자랑을 시키는가 하면 일을 못하는 후임을 갈구고 얼차려를 시켰다. 그 피해자 가운데 한 사람이 국방헬프콜인 1303에 이 사실을 신고했고, 주동자로 이 용사가 지목되어 처벌을 받게 된 것이다.

"저도 제가 잘못한 것을 알아요. 후회하고 있어요."

자신의 잘못은 알지만 억울한 마음이 드는 것은 어쩔 수 없다고 말했다. 자신이 신병일 때는 장기자랑을 지금보다 더 세게 시켰지만 군말 없이 견뎌냈는데, 그보다 훨씬 덜하게 시킨 걸로 조사와 처벌까지 받게 된 것이 억울한 듯했다. 게다가 관여한 사람이 더 많은데 자기한테만 책임을 묻는 것도 너무하다는 생각이었다. 일을 못하는 후임은 어느 정도 갈궈야 몸을 다치지 않고 일할 것 같아서 험한 말을 한 것이고 자신도 그런 식으로 배웠는데, 처벌을 받게 된 상황이 그를 답답하게 만든 것으로 보였다.

행동에 문제는 있었지만 억울한 마음은 이해할 수 있겠다며 공감해주고 이 일로 용사가 잃게 된 것과 얻게 된 것을 함께 정리해나갔다. 잃은 것을 이야기해보자는 말에 그는 군 경력에 흠집이 난 것, 부대 장병들의 경계와 무시, 스스로 좋은 사람이라는 믿음이 깨진 것, 부모님에게 불효하게 된 것 등을 나열했다. 하지만 얻게 된 것은 무엇이라고 생각하느냐는 질문에는 아무런 말이 없었다.

"이 상황에서 그런 게 어디 있습니까?"

이에 몇 가지를 말해주었다. 관습을 그냥 따르기만 하면 책임을 질 수도 있다는 경험을 얻었고, 내가 폭력으로 인식하지 않는 것도 다른 사람은 폭력으로 받아들일 수 있다는 사실을 알았고, 가장 중요하게는 군 경력에는 흠이 났을지언정 사회 경력에는 문제가 없다는 점을 일깨웠다. 만약 사회에서 같은 문제를 일으켰다면 더 힘든 상황이 전개되었을 것이다. 용사는 잠시 생각하더니 그런 것 같다며 수긍하는 태도를 보였다.

용사는 이야기를 나누며 혼란스러운 상황을 정리하고 나니 한결 마음이 누그러지는 것 같았다. 영창에서 돌아오면 피해를 본 용사들에게 사과하고 새로운 삶을 시작하겠다고 다짐하며 진료실을 나갔다. 이후 그는 정신건강의학과 진료를 받지 않았고, 정신건강토의나 현역복무부적합심사에서도 언급되지 않았다. 무사히 군생활을 하는 것 같아 다행이었다.

사람은 변하기 어렵다고 하지만 그래도 변할 수 있다. 변화를 위해서는 당사자의 노력도 중요하지만, 주변 사람의 도움이나 환경도 큰 영향을 미친다. 병영부조리의 가해자도 본인의 잘못을 인정하고 더 나은 사람이 되려고 노력하면 얼마든지 달라질 수 있다.

사람이 자신의 잘못을 쉽게 인정하지 못하는 근본적인 이유는 잘못을 인정해버리면 스스로도 받아들이기 힘든 존재가 되기 때문이다. 그리고 그런 존재가 되면 자신의 미래도 망가질 것이라는 공포가 생기기 때문이다. 이런 상태의 가해자를 무작정 비난하는 것은 그를 공포에 질리게 만들어 자신의 잘못을 더 인정할 수 없게 만든다. 따라서 가해자의 잘못이 밝혀진 상황에서는 그가 변화했을 때 달라지는 미래에 대해 함께 고민하는 것이 도움이 된다.

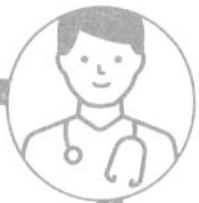

가해자의 우울은 가짜일까?

어떤 사건이 발생하여 조사 결과가 나오면 피해자는 보호를 받을 뿐 아니라 다른 정신적 문제가 생기지 않는지 주변의 관심과 지원을 받는다. 그에 반해 가해자는 처벌을 받을 뿐 아니라 주변 사람들도 경계하며 거리를 두어 결국 고립된다.

법적 책임이나 처벌과는 별개로 가해자도 각종 스트레스와 사회적 고립에 따른 우울 등의 정신적 문제에 시달린다. 주변 사람들 대부분이 멀리하기 때문에 도움을 받기도 쉽지 않다. 가해자에게도 일정한 관심을 보여야 한다. 그가 호소하는 부분을 외면하지 말고 도움을 주어야 보다 건강한 부대를 만들고 사고도 예방할 수 있다.

징계 등 2

따돌림을 당한자의 눈물 그리고 적응

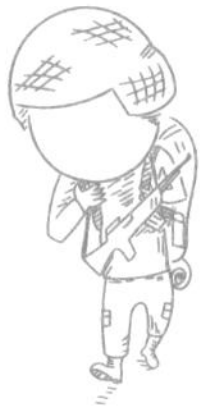

용사가 처음 정신건강의학과 진료를 받으러 올 때는 대체로 간부가 동행한다. 그럴 때 간부들은 조심스럽게 행동한다. 병영부조리로 피해를 입은 용사가 진료를 요청했을 때는 더욱 그렇다. 이 용사를 데려온 간부도 조심스럽게 상황을 설명하기 시작했다.

용사가 부대에 배치되고 나서 적응을 잘 못하고 맡은 일도 제대로 처리하지 못해 선임들이 교육을 한다는 것이 과한 부분이 있었다. 폭력을 쓰지는 않았는데, 용사가 예민하게 반응하는 측면도 있는 것 같았다.

부대원들은 용사의 잘못인데도 함께 욕을 먹기 일쑤였고, 그 때문에 용사를 미워하게 되었다. 용사는 병영생활이 힘들어지자 상담관에게 상담을 받고 간부들과도 이야기를 나누었으나 결국 1303(국방헬프콜)에 신고하기에 이르렀다. 신고하면서 죽고 싶다고 말하여 정신건강의학과 진료를 권유받았고, 용사도 동의하여 간부가 데리고 온 것이었다.

간부가 나가고 이어서 들어온 용사는 한눈에 보기에도 기운이 없고 슬퍼 보였다. 간부가 먼저 들어와 이야기를 하고 나가면 자신에 대해 뭐라고 말했는지 궁금해하고 경계하기 마련이라 용사에게 간부로부터 들은 내용을 전하며 사실 여부를 확인했다. 고개를 끄덕이며 사실이라고 말한 용사는 울먹이며 이야기를 시작했다.

"사실 이런 일이 처음이 아닙니다."

그는 학창 시절에도 친구들과 잘 어울리지 못하는 편이었다. 초등학교 저학년 때는 별 문제가 없었지만 고학년이 되면서 신체적 언어적 폭력을 경험했다. 부모님에게 그 사실을 말하기가 부끄럽고 미안했지만 용기를 내서 알리게 되었고, 학교폭력위원회가 열려 가해자들이 모두 처벌을 받았다. 하지만 그는 가해자들뿐만 아니라 현장에서 자신이 당하는 모습을 지켜보기만 했던 다른 친구들도 공범처럼 생각했고 모두가 두렵게 느껴졌다. 그러다가 출석을 거부하게 되었고, 상담센터에서 상담을 받기도 했다. 중학교와 고등학교 때에도 따돌림을 당했지만, 그때는 거꾸로 자신이 그들을 따돌린다고 생각했고 가까이하고 싶지 않아 많이 힘들지는 않았다.

"누가 군대에 가면 사람들이랑 잘 지낼 수 있게 된다고 하더라고요."

실제로 그는 훈련소에서는 동기들과 비교적 잘 지냈다. 서로 도와주고 이끌어주는 분위기가 좋았고, 몸은 힘들었지만 만족스러웠다. 하지만 자대에 배치받고 나서 상황이 달라졌다. 실수하거나 일을 완수하지 못하면 다른 누군가가 대신 메워야 하기 때문에 그럴 때마다 선임들에게 혼이 나고 동기들의 불만을 샀다. 그는 지금 자신의 처지가 학교폭력을 당했을 때의 기억을 떠올리게 만든다며 울먹였다.

용사는 약물치료와 정신치료를 동시에 받았다. 중등도의 우울삽화가 있어 약물치료가 필요했고, 학교폭력을 당한 과거가 있어 정신치료도 필수였다. 그는 모든 사람이 자신을 싫어하고 미워한다고 믿고 있어 자신을 도와주려는 사람조차 경계하고 밀어내버려 스스로를 고립시키고 있었다. 용사에게 이런 부분을 알려주고 함께 인간관계를 연습하면서 모두가 나를 미워하는 것은 아니라는 생각을 공유했다. 또한 약물치료를 통해 사람들을 대할 때의 불안감을 줄여주고 수면을 도와 스트레스를 덜 느끼게 해주었다. 다행히 치료를 진행하면서 그에게 긍정적인 변화가 일어났다. 전에 없었던 의욕을 찾고 사람을 만나도 불안하지 않게 되었다.

부대에서도 선처를 해주었다. 치료와 별개로 혼자서 일을 처리하는 자리로 보직을 변경시켜준 것이다. 용사는 적응하는 데 다소의 시간이 걸리긴 했지만, 이전에 비해 빠른 적응력을 보였고 더 이상 진료가 필요 없을 정도로 호전되었다.

훈련소와 자대의 온도차

군대는 집단생활이라서 다른 사람들과 잘 지내는 것이 필수로 요구된다. 또 24시간 내내 함께 생활하므로 부대원들 개개인의 상황을 정확히 파악할 수 있다. 이 같은 경험은 어떤 갈등이 생겼을 때 내가 모르는 부분이 상대방에게 있을 수 있다는 생각을 심어줘 인간관계를 수월하게 풀어나갈 수 있는 밑천이 된다. 하지만 같은 군대라도 훈련소와 자대는 엄연히 다르다. 훈련소에서는 못하는 사람이 있어도 다른 사람에게 큰 피해가 가지 않고, 서로 도와주려는 끈끈함이 있다. 자대는 그렇지 않다. 완수해야 하는 일의 총량이 정해져 있어 누가 일을 못하면 다른 사람이 대신해야 한다. 그래서 용사들의 원망과 비난을 사게 된다. 간혹 군대를 학교생활 정도로 생각하는 이들이 있는데, 실제로는 직장생활에 더 가깝다.

정신건강의학과 진료는 평생 받아야?

정신건강의학과에 대해 사람들이 갖고 있는 편견은 한둘이 아니다. 그중 하나는 '한번 정신건강의학과 치료를 받기 시작하면 평생 받게 된다'는 것이다. 물론 그런 질환이 없지 않다. 일부 중증 정신질환은 당뇨처럼 평생 진료를 받아야 한다. 하지만 대부분은 감기처럼 증상이 있을 때에 한해 치료를 받으면 된다. 상담만 받는 경우에도 '주 1회 6개월' 처럼 기간과 횟수를 정해놓고 진행할 때가 많다. 치료약도 평생 먹는 것이 아니라 충분히 호전되었다고 판단되면 전문의와 계획을 세워 중단할 수 있다.

징계 등 3

가장 괴로웠던 군의관의 하루

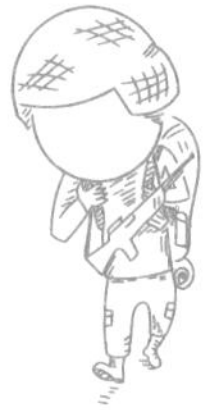

군의관으로 복무하면서 가장 괴로웠던 하루를 꼽으라면 나는 그날을 꼽을 것이다. 지은 죄도 없이 고소를 당하여 군 검사로부터 수사개시 통보를 받은 그날을 나는 아직도 잊을 수 없다.

군병원에 환자로 온 용사를 진료하고 나서 벌어진 일이다. 의사로 살면서 언젠가는 경험하게 될 일이라고 마음먹고 있었지만, 막상 당하고 나니 당혹스러운 마음을 감출 수가 없었다.

난데없이 수사개시통보서가 날아들었다. 그것을 들고 한참을 멍하니 서 있었다. 정신을 차려 도대체 내가 무슨 잘못을 했는지 곰곰이 돌아보았지만 생각나는 게 없었다. 어떤 내용으로 이 통보서를 보냈는지 문의해보니 군 검사 측에서는 피의자 신분이라 미리 알려줄 수 없다며 출석을 요구했다. 환자에게 불안을 조절하는 방법을 알려주는 정신건강의학과 전문의도 마음에 번지는 불안은 어쩔 수 없었다. 억울하고 분한 마음에 잠도 제대로 자지 못했다. 사는 동안 절대 가지 말아야 할 곳의 하나가 검찰이라는 말이 생각나면서 결국엔 이렇게 가게 되는구나 싶었다.

검사를 만나면 무엇을 물어볼까, 나는 뭐라고 해야 하나라는 고민이 머릿속을 가득 채웠다. 어떤 잘못을 했는지도 모르면서 변명 비슷한 답변을 궁리하는 모습이 낯설고 답답했다. 가까운 동료 군의관들의 위로가 큰 힘이 되었지만, 현실적인 조언을 구할 곳이 없어 막막했다. 물어물어 검찰 관계자들에게 알아보았지만 실제 수사가 진행되기 전에는 별 다른 방법이 없다는 답변만 들을 수 있었다. 이쯤 되니 커질 대로 커진 불안이 분노의 감정으로 번졌다. 잠을 줄여가며 일했던 레지던트 시절에도 환자 관련 민원을 단 한 번도 받지 않았고 최선을 다하는 의사로서 자부심을 가지고 살았는데…. 불타오르듯 속이 쓰려왔다.

조사를 받기로 한 당일, 전투복을 입고 초조한 마음으로 검사를 만나러 갔다. 똑같이 의무복무를 하는 현역 군인이었지만 군 검사는 조사하는 내내 한 번도 웃지 않았다. 딱딱한 어투로 내가 고소당한 이유를 설명하는데 허탈할 정도로 별 내용이 없었다. 핵심은 자신이 원하는 진단서를 발급해 주지 않았다는 것이었다. 쉽게 말해서 괘씸한 군의관이라는 이유로 나를 고소한 것이다.

기억을 더듬어보니 한 용사가 인사행정적 조치를 받기 위해 특정 질병

명이 적힌 진단서가 필요하다고 요구한 적이 있었다. 하지만 그 질병은 장기간 관찰한 후에 진단할 수 있기 때문에 지금은 발급할 수 없고, 현재 상태를 적은 진단서는 발급해줄 수 있다고 말했다. 용사는 이를 거부하고 이내 진료실 밖으로 나갔고 그 후로 아무런 말이 없었다.

이야기를 들은 검사는 조금 뜸을 들이는가 싶더니 나를 고소한 사람은 환자 본인이 아니고 환자 가족이라고 했다. 본 적도 없고 한마디 대화조차 나눠보지 않은 사람이 추측만으로 고소할 수 있다는 것이 황당했다. 하고 싶은 말이 많았지만 참기로 하고, 검사에게 공정하게 수사해달라는 부탁을 하고 조사를 마쳤다.

이후 환자들을 대하기가 굉장히 조심스러워졌다. 아무리 올바르게 진료를 해도 고소당할 수 있다는 사실이 트라우마가 되었던 것이다. 심지어 환자가 원하는 대로 다 해줘버릴까 하는 생각도 들었다. 어차피 소신껏 진료해도 고소를 당하니 말이다. 결국 사건은 상대방의 고소 취하로 종결되었다. 지인들이 무고죄로 상대방을 고소하라고 권했지만 그렇게 하지는 않았다. 군의관으로서 나의 양심과 도덕성을 법정에서 다투고 싶진 않았기 때문이다. 그 뒤로는 전역할 때까지 단 한 번의 민원 사례도 발생하지 않았다는 것에 그저 감사할 뿐이다.

고소를 당하거나 검찰에 가는 것은 아무런 잘못이 없어도 있을 수 있는 일이다. 상대방이 법과 규정에 대해 잘 알지 못해 오해하거나 무심코 한 말이 상대방에게 큰 상처가 될 수도 있기 때문이다. 하지만 아니면 말고 식의 공격과 비난은 절대 하지 말아야 한다. 상대방을 일시에 무너뜨릴 수 있기 때문이다. 특히 군대에서는 무너진 사람과 함께 맡고 있던 업무도 지장을 받아 같이 군복무를 하고 있는 모두가 손해를 보게 된다. 명확한 사유 없이 '찌르는' 행위는 결국 모두를 힘들게 할 뿐이다.

징계 등 4

그는 왜 휴가에서 돌아오지 않았을까?

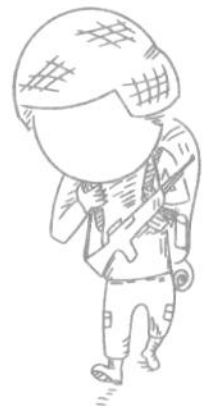

응급의학과 군의관에게서 응급실에 정신건강의학과 환자 한 명이 왔다는 연락을 받았다. 환자는 탈영으로 군검찰에 기소당했는데 죽고 싶다며 날카로운 금속으로 손목을 그어 구치소에서 데리고 왔다고 했다.

응급실에 도착해서 기록을 살펴보니 한 달 전에 진료를 받은 이력이 있었다. 우울감과 무기력감이 심해서 업무를 수행하기 어려워해 항우울제를 처방했고, 대대장이 휴가를 보내주기로 했다는 내용과 함께 다음 예약까지 표시되어 있었다. 하지만 그 후에 진료를 받지 않았다.

환자에게 병원에 오지 않은 이유를 물으니, 휴가를 나가서 집으로 가지 않고 친한 대학 친구의 원룸이 비어 있어 그곳에서 머물렀다고 했다. 왠지 우울하고 아무것도 하고 싶지 않아 침대에 누워서 시간을 보냈고, 그렇게 원룸에서 나가지 않은 채 일주일의 휴가를 보냈다. 그리고 복귀를 하려는데 기운이 없어 움직일 수가 없었다. 그냥 될 대로 되라는 심정으로 다시 침대에 누워서 휴대전화를 꺼놓고 집과 부대에서 오는 연락을 일체 받지 않았다. 대대에서는 어떻게든 연락을 취해 그를 복귀시키려고 했으나 일주일 동안 연락이 닿지 않자 상급 부대에 탈영병으로 신고하게 되었고, 군 검찰이 개입하여 영장을 발부하고 소재지를 파악하여 구속한 것이었다.

그는 본래 우울증이 심한 상태였는데 갑자기 탈영병으로 구속되고 나니 그 상태가 더욱 심해졌다. 구치소에서도 아무것도 하지 못하고 누워만 있다가 문득 이렇게 사느니 차라리 죽는 게 나을 것 같다는 생각이 들어 자살을 시도했다.

자살 시도는 마음이 건강한 상태라면 결코 하지 않았을 선택이다. 하지만 어쨌거나 법은 똑같이 적용된다. 자신이 저지른 일에 대한 책임은 피할 수 없다. 형사고발된 상태에서는 인사행정적 조치도 불가능하여 어떤 도움도 주기가 쉽지 않다. 이런 상황에서 군의관으로서 할 수 있는 최선은 현 상황을 제대로 인식할 수 있게 설명해주는 것이다. 책임을 면할 길은 없지만 법률 자문을 받으면 마음의 안정에도 도움이 된다고 일러주고, 항우울제를 처방했다. 이후 그에 대한 소식은 들려오지 않았다.

우리는 늘 선택의 순간에 놓이고 선택을 할 때마다 그에 따르는 책임을 지게 된다. 군대는 자신의 선택보다 명령으로 돌아가는 조직이기 때문에 때로는 선택과 책임에 대한 과도한 부담을 지기도 하고 전혀 그렇지 않은 경우도 생긴다. 그래서 선택과 책임의 관계를 잊은 채 일을 저지른 뒤 후회하는 장병들을 종종 만나게 된다. 책임은 피하려고 할수록 더 큰 대가를 치르게 되므로 진료를 하면서 현실을 받아들이고 합리적인 걱정을 할 수 있게 도와주려고 노력한다. 그것을 받아들이느냐 마느냐도 그들의 선택이지만 말이다.

탈영의 해법

탈영은 군형법에서 '군무이탈'로 통칭한다. 병역을 이행하지 않을 목적으로 부대를 벗어나거나 복귀하지 않는 것이다. 그런데 우울증이 심해서 돌아오지 못한 것을 병역을 이행하지 않을 목적이었다고 말할 수 있을까?

위의 용사는 우울증을 앓고 있었고, 그 때문에 친구 집에서 나오지 못한 것이다. 그가 연락을 받지 않은 것은 잘못이지만, 병역을 기피하려는 의도가 있었다고 보는 것은 지나친 해석일 수 있다. 어쨌거나 그는 그 잘못으로 구치소에 수감되었다.

그렇다면 우울증을 앓고 있는 상태에서 기소되면 군무이탈죄로 처벌을 받을까? 우울증을 장기간 앓아온 것이 인정될 경우 병역을 이행하지 않을 고의가 있다고 판단하기 어려울 것이라는 판결이 있다. 그러나 그것을 증명하기가 쉽지 않다. 입대해서 우울증이 발생한 경우라면 입증하기가 더 어렵다. 입증한다고 해도 군사경찰과 검찰에서 조사받는 것 자체가 고통스러운 일이다.

원인이 무엇이든, 아무리 힘들어도 일단 복귀하는 것이 최선이다. 간부와 상의하여 문제를 풀어가는 것이 제일이다. 만약 도저히 복귀할 수 없는 상황에 처했다면 최소한 연락이라도 주고받는 것이 낫다.

징계 등 5

괴롭히는 선임을 고소했는데…

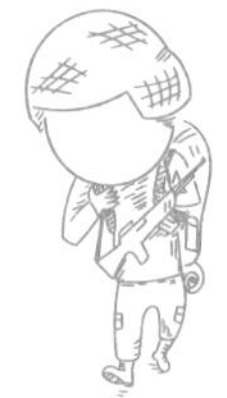

용사 한 명이 진료실 의자에 앉자마자 더 이상은 군생활을 못하겠다며 어떻게 좀 해달라고 애원했다. 군의관에게는 그럴 권한이 없다고 말했지만, 그는 막무가내였다. 계급장을 보니 일병이었고, 입대한 지는 5개월 정도 지났다고 했다. 지금껏 잘 복무하다가 왜 그러는지를 차근차근 이야기해달라고 부탁했다.

T일병은 사회에서는 살가운 성격에 친구도 많고 나름 행복한 삶을 살았다. 대학 1학년을 마치고 군에 가야겠다고 생각한 그는 훈련소에 있을 때만 해도 별 어려움 없이 지냈다. 자대배치를 받을 때에도 군복무에 최선을 다하자는 다짐으로 마음을 다잡았다. 그런데 전입 다음 날부터 맞선임의

괴롭힘이 시작되었다. 선임은 아침에 모여 체조를 할 때 자세와 박자 하나 하나를 트집 잡았고 생활관에서도 대충대충 하지 말라며 혼을 냈다. 자신뿐만 아니라 동기 모두에게 꼬투리를 잡아 야단을 쳤다. 그런 모습이 싫고 힘이 들었지만 '처음이라 군기를 잡으려고 그러나 보다'며 참고 지냈다. 하지만 2개월이 지나서도 선임의 괴롭힘은 더 심해지기만 했고, 더 이상 견딜 수 없었던 그는 동기들과 함께 국방헬프콜에 전화해서 해당 선임을 고소했다.

사건에 대한 조사가 이루어지고 부대에서는 선임을 전출 조치했다. 그러나 이후에도 T일병과 동기들의 군생활은 나아지지 않았다. 선임을 고소하여 쫓아낸 '못된' 사람들로 소문이 나버렸고, 선임들이 말도 붙이지 않는 것은 물론 전달사항도 제대로 알려주지 않아 간부들에게 질책을 받는 일이 잦아졌다. 그러자 T일병의 마음속에 다른 생각이 들어앉게 되었다. 군대와 소속 부대, 그리고 행복했던 자신을 군에 보낸 국가에 대해 증오가 일기 시작했다. 분노와 우울감에 군생활에 대한 염증이 심해진 그는 중대장을 찾아가 부대원들을 다 죽여버리고 자신도 죽고 싶다는 이야기를 했다.

그의 이야기를 들은 중대장은 사태의 심각성을 깨닫고 정중히 그를 타일러 정신건강의학과 진료를 받아볼 것을 권유했고, 그렇게 진료실에 오게 된 것이었다.

"저는 지금까지 국가를 원망해본 적도 없고 당연히 병역의 의무를 다해야 한다고 생각했어요. 근데 어떻게 저한테 이럴 수 있는가 생각하면 너무 억울해서 견딜 수가 없어요."

그는 자신에게 분노조절장애가 생겼으며, 군대에서 더 있을 수 없으니 전역을 시켜달라고 말했다.

T일병에게 억울한 일을 당했을 때 화가 나는 것은 당연하다고 말해주고, 그럼에도 화가 났을 때 폭력을 행사하지 않고 정신건강의학과를 찾은 것을 보면 분노를 잘 조절하는 것이라며 적극 지지해주었다. T일병은 말없이 눈물을 흘리면서 그렇지만 이 부대에서 계속 근무할 수는 없을 것 같다고 말했다. 당연한 생각이었다. 집단 따돌림을 당하고 있었기 때문이다.

집단 따돌림을 당하는 것에 대해 어떻게 느끼는지를 물었다. 그는 자신이 따돌림을 당하고 있다는 사실을 처음에는 부정했다. 살아오면서 친구들과 잘 지냈고, 따돌림은 남의 일로만 여겼기 때문이다. 하지만 이내 그 사실을 현실로 받아들이고, 국가와 군을 원망할 일이 아니라 가해자들에게 잘못이 있다는 점을 재인식했다.

"사실 이 일이 있기 전에는 저에게 잘해주던 사람들이었어요. 그들이 절 따돌린다는 걸 저 스스로 인정하기 싫었나 봐요."

T일병은 다른 부대에서 군생활을 다시 시작하고 싶다면서도 피해자로서 가해자들에 대한 처벌 요구는 고민의 시간이 더 필요할 것 같다고 말했다. 몇 주 후 그는 필요한 인사행정적 조치를 받았고, 가해자들은 모두 처벌을 받았다. 그리고 T일병이 정상적인 군생활을 해나가고 있다는 소식이 들려왔다.

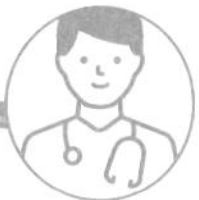

분노조절장애? 간헐적 폭발장애?

진료를 하다 보면 많은 용사들이 분노조절이 안 된다며 찾아온다. 사회에 있을 때보다 심해졌다고 호소하는데, 내용을 들어보면 간부나 선임에 대한 분노가 주를 이루고, 억울한 일과 관련이 있다. 그 외에도 이해할 수 없는 지시나 통제를 받는 것에 분노를 느낀다. 직접 싸우거나 폭력을 행사하는 경우는 거의 없고, 단지 분노의 마음이 있을 뿐이다. 속에서 분노가 치솟는 것을 두고 분노조절장애가 있다고 말하는 것이다.

사실 분노조절장애는 정식 진단명은 아니다. 일반적으로 화를 잘 내거나 충동적으로 행동하는 경우를 의미하지만, 정신건강의학과에서는 '간헐적 폭발장애'라는 이름으로 진단한다. 스스로 억제하지 못해 충동적이고 공격적인 행동을 반복하는 것이다.

위 용사의 경우는 간헐적 폭발장애라고 할 수 없다. 간헐적 폭발장애는 인간이나 동물에게 직접적인 폭행이나 폭언을 가하는 것이다. 또 상황에 비추어 화를 내는 정도가 지나치게 강해야 하고, 반복적으로 일어나야 한다. 그런데 이 용사는 폭행이나 폭언을 하지 않았을뿐더러 충동적인 행동으로 법적 문제를 일으키지도 않았다. 단지 간부나 선임에게 화가 나는 정도는 간헐적 폭발장애가 아니다. 그렇지만 군의관의 도움을 받아 증상이 심화되지 않도록 관리하는 것이 좋다.

3

보이지 않는 정신치료의 오해와 진실

약물치료는 정신건강의학과 치료의 전부가 아니다.

대화와 관계로 치료하는 정신치료와 상담 사례를 소개한다.

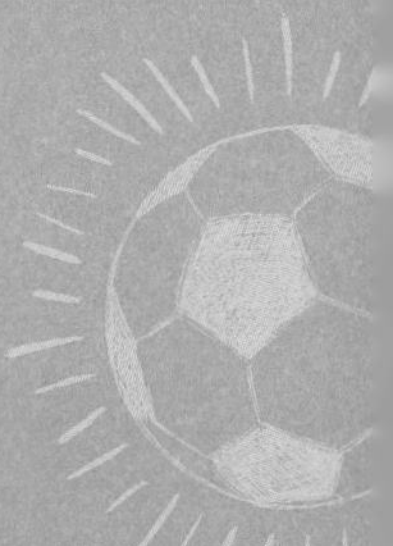

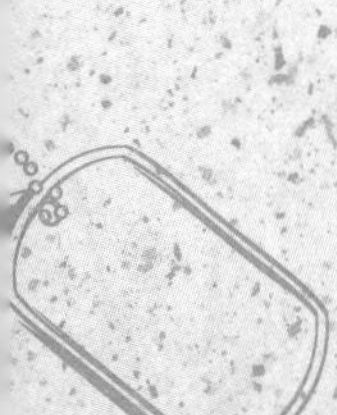

대화로 치료를?

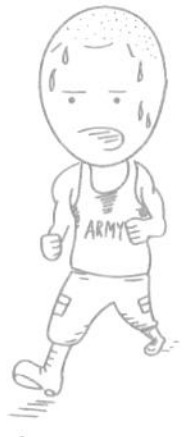

신체질환에 대한 치료가 약물치료와 수술로 나뉘듯, 정신건강의학과 치료는 크게 약물치료와 정신치료로 나눌 수 있다. 약이나 수술은 대부분 경험해보았고 눈에 보이기 때문에 잘 알려져 있지만, 정신치료는 분명히 받는 사람은 있으나 그 사실을 공개하지 않기 때문에 접하기가 쉽지 않고 눈에 보이지 않는 방식의 치료라서 사람들이 잘 이해하지 못하는 편이다. 군대는 여기에 더해 정신교육 등 '정신'이 들어가는 단어를 많이 쓰는 곳이어서 정신치료라고 하면 오해하는 장병들이 많다.

정신치료는 언어로 환자의 삶을 정리하고 새로운 해석과 의미를 만들어준다. 새로운 방식으로 삶을 보려면 자신의 과거를 돌아보고 어떤 식으로 살아왔는지 알아야 하기 때문이다. 또 치료자와 비언어적인 관계를 통해 환자 자신을 힘들게 만들었던 관계를 알게 해주고 교정한다. 예를 들어 부모에게 가정폭력을 당한 환자는 부모와 비슷한 분위기의 사람을 보면 두려움을 느껴 관계가 틀어지게 되는데, 정신치료를 하다 보면 비슷한 일이 치료자와 환자 사이에서도 일어난다. 별 이유 없이 환자가 치료자에게 화를 내기도 하고 두려움을 표현한다. 치료자는 그 이유가 자신의 잘못이 아니라 환자가 부모를 치료자에게 덧씌워서 보기 때문에 그런다는 것을 알기에 환자에게 일깨워주고, 환자는 자신이 다른 사람을 볼 때 오해할 수 있다는 것을 깨닫게 된다. 이러한 과정을 반복하면서 환자는 서서히 폭력적이었던 부모의 영향에서 벗어나기 시작한다.

정신치료는 한마디로 언어와 비언어를 모두 활용하여 기억을 재해석하는 것이다. 그리고 환자가 재해석된 기억에 익숙해지고 무의식중에도 현실에 적용할 수 있도록 반복을 중시한다. 치료를 시작하기에 앞서 매회 45분씩 주 1~2회, 6~12개월 정도의 시간이 필요하다고 설명하는 이유가 여기에 있다. 따라서 군 의료기관에서의 정신치료는 현실적인 어려움이 있다. 여건상 시간도 부족하고, 군인의 신분인 환자가 매주 1~2회씩 방문하는 것도 어렵기 때문이다. 하지만 환자가 군생활을 끝까지 하겠다는 의지가 있고 부대에서 협조해주면 정신치료를 시행한다.

같은 맥락에서 정신치료는 한 명의 전문의와 진행하는 것이 좋다. 간혹 의무대, 군병원, 민간 병원 등에서 다수의 전문의들에게 오랜 기간 치료를 받았는데도 나아지지 않는다고 말하는 이들이 있는데, 당연히 그럴 수밖에 없다. 정신치료는 없이 약물치료만 받은 꼴이기 때문이다. 깊은 대화를 바탕으로 올바른 치료적 관계를 맺으려면 한 전문의에게 지속적으로 진료를 받는 것이 효과적이다.

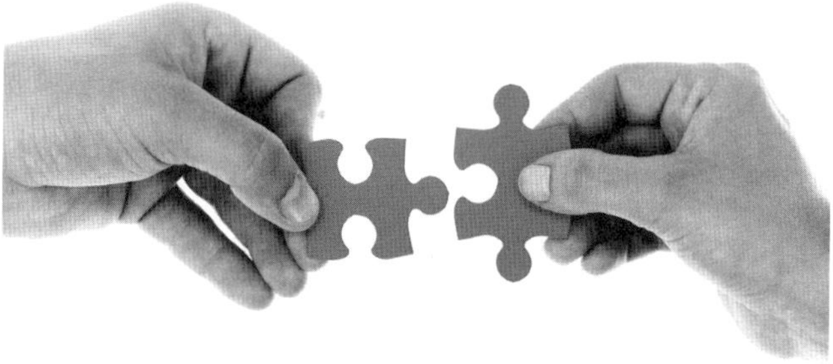

치료는 의사와 환자가 함께 퍼즐을 맞추는 것이다.

정신치료 1

성병에 걸린 용사의 두려움

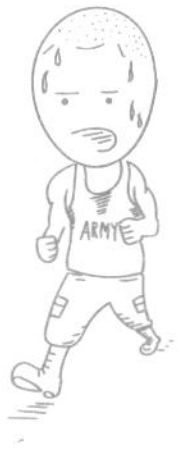

U일병은 군대에서 만족스럽게 생활하고 있었다. 그런데 몇 번의 휴가를 다녀오고 나서 남 모를 걱정거리가 생겼다. 소변을 보고 나면 팬티에 노란 얼룩이 생기는 것이다. 그뿐이 아니었다. 시도 때도 없이 소변이 마렵고, 가끔은 따끔하고 아프기도 했다. 특별히 몸에 다른 이상은 발견되지 않아 그냥 그러려니 하고 있던 차에 심각한 문제가 생겼다. 불투명한 노란 고름이 줄줄 나오기 시작한 것이다. 몇 번을 다시 봐도 소변이 아니었다. 왠지 무서운 생각이 들어 바로 의무대로 달려갔고, 마침 환자가 없는 정신건강의학과 진료실로 불쑥 들어가게 되었다.

"최근에 섹스했니?"

U일병은 얼굴을 찡그리며 몇 주 전 휴가를 나가서 애인과 관계를 가졌다고 했다. 콘돔을 착용했다는 말도 덧붙였다. 삽입 전부터 사정 후까지 콘돔을 착용했느냐고 물으니 처음부터는 아니고 중간에 콘돔을 사용했다고 했다. 증상과 상황을 보니 성병일 가능성이 높았다.

그에게 성병일 가능성이 높다고 알려주고, 항생제 주사를 맞으면 성기능이나 임신 능력에는 큰 영향이 없을 거라고 설명했다. 그는 아프기로 유명한 주사를 소리 하나 내지 않은 채 조용히 맞고는 돌아갔다.

며칠 후 U일병이 다시 찾아왔다. 고민 때문에 착잡하고 괴로운 표정이었다. 그는 성병에 걸렸으니 애인에게 말을 해야 할 것 같은데 뭐라고 해야 할지 모르겠고, 지금의 상황이 너무 혼란스럽고 답답하다면서 자신의 감정을 알 수 없다고 말했다. 충분히 그럴 수 있었다. 애인에 대한 감정이 복잡해질 수 있고, 스스로 감당할 수 있는 수준 이상으로 복잡해지면 감정 자체를 모르게 될 수도 있다.

애인에 대한 U일병의 감정은 미안함과 분노, 두려움이 섞여 있었다. 자신이 애인에게 성병을 옮겼을지 모른다는 미안함, 애인이 이미 성병에 걸려 있었을 것이라는 분노, 몰래 바람을 피운 것은 아닌가 하는 의심, 그리고 애인과의 관계가 끝날 수도 있다는 두려움….

성병을 진단받았을 때 가장 먼저 해야 할 일은 치료와 동시에 애인에게 알리는 것이다. 애인도 감염되었을 가능성이 높으므로 빨리 치료받아야 하기 때문이다. U일병은 애인에게 반드시 알려야 한다는 말에 표정이 굳어졌다.

U일병은 두려워하고 있었다. 가장 두려운 점은 애인이 자신을 비난하며 헤어지자고 하는 것이었다. 그는 설사 애인이 성병을 옮겼다고 해도 헤어지기는 싫다고 했다.

진료하는 동안 U일병은 자신이 가지고 있는 감정과 걱정하는 대상을 알아갔고, 걱정 중에서 과도한 부분을 파악해갔다. 그리고 애인에게 해야 할 말과 물어볼 말을 정리하고, 말할 용기도 얻었다. 그렇게 진료는 끝이 났고, 그날 이후 그는 다시 정신건강의학과에 오지 않았다.

환자에게 나쁜 소식을 전하는 방법은 의사국가고시에서 필수로 포함하는 항목이다. 그만큼 중요하다는 의미이기도 하고, 미리 공부하고 연습해 놓지 않으면 제대로 하기가 힘들다는 의미이기도 하다. 하지만 의사가 아닌 일반인들도 나쁜 소식 전하기는 생활에서 종종 당면하게 된다. 혼자서 하기엔 힘들지만, 함께 고민하면서 적절한 방법을 찾다 보면 그 부담이 확실히 줄어든다.

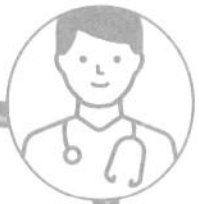

성병에 대처하는 법

성병은 병균을 가진 상대와 성관계를 맺을 때 콘돔을 사용하지 않거나 중간에 사용하는 경우에 주로 전파된다. 치료하지 않고 방치하면 임신 능력에 문제가 생기는 등 치명적인 결과를 초래할 수 있다. 조금이라도 의심되면 의무대나 군병원을 방문하여 확인하고 치료를 받아야 한다.

성병은 성관계로만 전파될 뿐 다른 경로로는 전파되지 않기 때문에 성병에 걸린 사실을 부대에 알릴 필요는 없다. 단, 애인에게는 필히 알려야 한다. 치료받지 않으면 애인 역시 임신 능력에 문제가 생길 수 있다. 말하기가 어려울 수 있지만, 실제로 말했을 때 "그래도 고맙다"고 하는 경우가 많으니 꼭 알려주기 바란다.

고통의 실체를 알려주는 지지정신치료

정신치료 방법은 다양하다. 그중에서 지지정신치료는 환자가 겪고 있는 정신적 고통을 정확하게 인지하고, 필요한 의학적 교육을 제공하고, 격려해주는 방법이다.

마음이 힘들어 정신건강의학과에 와도 자신이 느끼는 고통의 실체를 명확히 파악하고 있는 사람은 거의 없다. 잘 모르기 때문에 실제 고통보다 더 크게 고통을 느끼기도 한다. 이때 고통의 실체를 알려주고 대처법을 가르쳐주는 지지정신치료를 받으면 빠르게 안정을 회복할 수 있다.

정신치료 2

마음에 안 드는 후임을 어떻게 할까요?

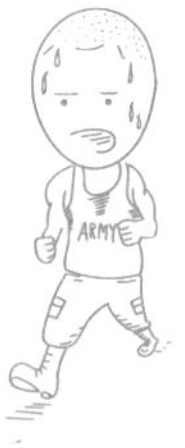

"약물치료보다 상담치료를 받고 싶습니다."

평소 활달한 성격의 V상병은 간부들 사이에서는 평이 좋았으나, 용사들 사이에서는 평이 갈리는 용사였다.

"군에서 생활하는 것이 힘듭니다."

정중하게 인사를 하고는 하소연하듯 말을 시작했다.

입대하고 몇 개월이 지나 어느 정도 부대생활에 적응했다고 생각했는데, 최근 들어 후임 때문에 힘든 시간을 맞게 되었다.

"요즘은 후임이 선임보다 무서워요. 저는 간부들도 좋아하고 선임들도 좋아하는데 후임은 저를 어려워하는 것 같아요."

자신이 원하는 만큼 후임이 따라주지 않아 힘이 들고, 뭐라고 하면 선임이나 간부한테 고자질을 하는 바람에 무엇 하나 제대로 할 수가 없다며 어려움을 토로했다.

예의도 바르고 자신의 일뿐 아니라 공동의 일에도 책임감을 가지고 매사에 열심이어서 간부들의 호평을 받았던 그는 후임이 들어오기 전만 해도 아무런 문제 없이 성공적인 군대생활을 보내고 있었다. 그런데 후임이 들어오면서 생활이 달라졌다. 엄연한 선임으로서 후임의 적응을 위해 자신이 해왔던 일들을 알려주었지만 몇 개월이 지나도록 일하는 것이 마음에 들지 않았다. 간부나 선임들은 괜찮다고 했지만, 그는 그냥 보아 넘길 수가 없었다. 이를테면 컵은 항상 아침 회의시간 전에 씻어서 가지런하게 놓아두어야 하는데 후임은 조금만 바빠도 컵을 닦기는커녕 전날 쓰던 컵을 그대로 두었다. 이런 것을 지적하면 화장실에 갔다 오느라 늦었다는 둥, 몸이 안 좋아 진료를 받고 왔다는 둥 변명을 늘어놓아 그를 더 화나게 했다.

자신이나 선임들, 간부들을 대하는 후임의 태도도 불만스러웠다. 건방지고 무례해 보였다. 엄격한 분위기의 집안에서 자란 그는 그런 꼴을 두고 볼 수가 없다고 했다. 부모님이 식사를 다 마칠 때까지는 일어날 수 없었고, 아버지가 옆집의 조부모님께 문안인사를 드리고 오기 전에는 잠을 자면 안 되었다. 그렇게 예절이 몸에 배어 학교에서도 똑같이 행동했는데, 선생님들은 칭찬해주었으나 친구들은 아부한다며 그를 싫어했다. 그렇지만 친구들과 심한 갈등을 겪지는 않았다. 대부분의 시간을 집에서 보냈고,

공부하느라 친구들과 어울릴 새도 없었다. 그래도 크게 불편하지 않았다.

V상병은 군대에 들어와 처음으로 집안 문화와 다른 곳에서 살게 되었다. 계급이 낮을 때는 자신의 예절 바른 행동이 선임이나 간부에게 호감을 주었지만, 계급이 올라가면서 상황이 달라졌다. 후임들을 대할 때 자신의 예의와 규칙을 기준으로 삼으니 만족스럽지 않았고, 그러면서 본인도 후임도 군생활이 불편해졌다.

다행인 점은 생활의 불편함과 조절 가능한 수준의 분노 외에 다른 증상은 없다는 것이었다. 더 다행인 것은 다른 사람을 탓하거나 바꾸려고 하기보다 스스로 해결하려고 정신건강의학과를 찾아온 점이었다. 하지만 여전히 자신의 행동이 정당하다고 여겼고 상대방의 입장에서 생각하는 유연함은 없었다. 게다가 남들뿐 아니라 자신에게도 굉장히 엄격한 기준을 적용하기 때문에 스스로를 옥죄는 경향이 농후했고, 여기에 더해 남들도 자신에게 그런 기준을 기대할 거라는 생각으로 늘 긴장한 상태였다.

치료의 목표를 기준에 대한 생각을 바꾸는 것으로 잡았다. 어릴 적 부모님의 기준이 너무 높았으며, 성인이 된 지금은 본인이 힘들면 그 같은 기준을 고집할 필요가 없다는 것을 깨닫게 해주는 데 집중했다. 그의 이야기를 충분히 들어주고 공감해주어 유대감을 형성하는 한편 지속적으로 정신건강의학과에 방문할 수 있게 편의를 봐주었다.

V상병은 치료 횟수가 늘어날수록 조금씩 변화하는 모습을 보였다. 자신의 어린 시절 이야기를 하면서 자신의 생각과 행동만이 정답은 아닐 수도

있다는 생각을 하기 시작했다. 정신건강의학과 군의관도 자신을 냉정하게 판단할 거라고 생각했는데 그렇지 않다는 걸 알게 되었고, 그런 관계가 나쁘지 않았던 것이다. 어쩌다 지각을 해도 화를 낼 거라는 자신의 예상과 달리 별일이 없었고 상담 분위기도 자연스러웠다. 이후 용사는 노크도 하지 않고 들어오는 등 꽤 편안해진 모습이었고 후임들에게도 편히 대하게 되었다.

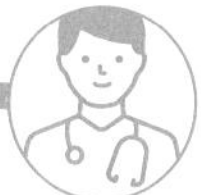

연습이 중요한 정신분석적 정신치료

정신건강의학과적 상담은 환자의 현 상태나 사용 가능한 물리적 시간, 치료자의 여건 등에 따라 종류도 다양하고, 상담기법도 달리 적용하게 된다. 정신분석적 정신치료는 치료자가 환자에게 어떤 일에 대해 해석해주고 그것을 통해 환자가 지금까지 고통을 받았던 관계의 실체가 무엇인지 일깨워주는 것이다. 하지만 아는 것만으로는 부족하다. 예습과 복습이 수업에 좋다는 것을 아는 것과 실천하는 것은 완전히 다른 문제다. 그래서 진료실에서는 치료자와 새로운 관계 맺기의 방식을 연습하고, 환자가 현실에서 실제로 적용해보게 한다. 다음 시간에는 현실에 적용하면서 느낀 점을 논의하고, 다시 관계 맺기를 연습한다.

정신치료 3

강한(?) 남자들에 대한 분노

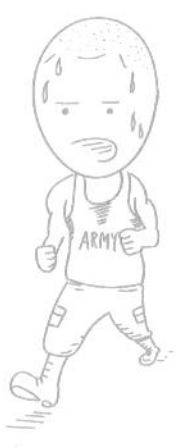

내향적인 성격의 용사가 상담만 받기를 원한다며 진료실을 방문했다.

"군의관님, 남자들만 있는 곳에서 근무하는 게 힘듭니다."

W일병은 줄곧 남녀공학의 학교를 다녔고, 친구들과 운동이나 게임을 하기보다 교실에서 조용히 책을 읽거나 음악 듣는 것을 선호했다. 고등학교 때는 자신과 비슷한 성격의 친한 친구가 몇 명 있었고, 편하게 지내는 여자사람친구도 다수 있었으나 특별한 것은 아니었다. 대학에서 전공은 음악 관련 학과였는데 1학년을 다니다가 휴학하고 지원입대했다. 어머니와는 원만한 관계를 유지하며 연락도 자주 하는 편이었지만 엄한 스타일

의 아버지와는 서먹한 사이로 지내왔다. 특별히 좋지 않은 기억이 있거나 갈등이 있는 것은 아니었다.

얘기를 들어보니 남자들과 많이 어울리지 않아서 군대에 적응하기가 힘든 것 같았다. 그래도 정신건강의학과 진료를 받을 정도의 상태는 아니었다. 군대에서 구체적으로 어떤 점이 어려운지 물었다. 그러자 "음담패설을 자주 하고 여자를 조롱하는 듯한 말을 하는 것이 거북합니다. 강하게 보이려고 하는 모습들이 싫습니다"라고 대답했다. 음담패설은 그들의 자유라고 해도, 듣기 싫은데 어쩔 수 없이 들어야 하는 상황이 싫다는 말을 덧붙였다. 그러면서 음담패설을 하는 사람에게 화가 난다고 말하는 것이 특이해 보였다. 일반적 반응의 정도를 벗어나는 것 같아 좀 더 깊이 물어보았다. 그는 성적 발언을 하는 것은 여성을 비하하는 것이고, 이런 남자들은 강하게 보이려고 일부러 과한 표현들을 서슴없이 하는 것처럼 느껴진다고 했다. 아직까지 이성을 사귀어본 적은 없으나 여자 연예인이나 아이돌을 좋아하는 것을 보면 성적인 취향(성적지향)은 여성이 분명한 것 같다고도 했다.

강하게 보이려는 남자들에게도 화가 나느냐고 물었더니 그런 것 같다고 답하며, 아버지가 허세가 심한 편이어서 그 영향을 받은 것 같다고 말했다. 허세를 부리면서 강하게 보이려는 남자들은 무언가 약하거나 불리한 점을 감추려는 것이라는 말을 여러 번 반복했다. 싫어하는 정도를 넘어 유별나게 싫어하는 것은 자신이 나쁘게 여기는 사람의 특징 중 하나인 경우가 많다. 그것이 그 사람을 떠오르게 하고 불쾌한 기억을 상기시키기 때문이다. W일병이 허세가 싫다고 하면서 아버지를 언급했기에 그 부분에 대해 더 구체적으로 질문해 들어갔다.

W일병의 아버지는 무언가를 약속할 때 항상 큰소리를 쳐놓고는 지킨 적이 한 번도 없었다. 약속을 안 했다면 모를까, 기대를 품게 만들고 실망을 시켰기 때문에 그의 상심은 더 클 수밖에 없었다. 그런 일이 반복되면서 상처를 많이 받았고, 중학교에 들어가면서부터는 아버지와 어떤 약속도 하지 않았다. 아버지의 '나쁜' 버릇은 자신에게만이 아니라 다른 사람들에게도 마찬가지였다. 허세를 부리며 쉽게 약속하고 끝내 어겨버려 그때마다 어머니가 뒷수습을 해야 했다. 그는 그런 어머니의 모습을 보면서 불쌍하다는 생각이 들었고, 그와 동시에 아버지에 대한 분노도 커져갔다. 그 분노는 결국 남성에 대한 분노로 번져갔고, 여성에 대한 음담패설을 들을 때마다 은인에 대한 모욕을 들은 것처럼 반응하게 되었다.

다행스러운 점은 복무에 지장을 줄 정도의 우울이나 충동조절의 문제 등은 나타나지 않았다는 것이다. 또한 정신적 고통의 원인을 주변 사람들에게서 찾기보다 스스로 해결하려고 정신건강의학과에 찾아왔다는 점이 고무적이었다. W일병이 품고 있는 남성에 대한 분노가 사실은 아버지를 향한 분노임을 아는 것과, 그 분노를 다른 사람에게 돌리는 것이 아니라 아버지 본인에게 표현하는 것으로 치료의 목표를 정했다.

첫 상담을 받고 나서 W일병은 자신의 말을 들어주고 공감해주니 마음이 한결 편해졌다고 말했다. 몇 차례 치료를 거친 후에는, 때로 군의관에게서 느껴지는 남성성이 자신의 분노를 자극했지만 안전하게 대화로 표현할 수 있고, 그러면서 분노가 사라지는 경험을 한 다음에는 남성성에 대한 분노가 줄어들었다고 고백했다. 분노의 원인을 알고 스스로 조절할 수 있다는 것을 체득한 것이다. 그에게 자신의 감정을 대화로 표현하는 것이 좋으며 비슷한 감정을 느끼면 언제라도 표현하도록 지지해주었다.

이후에도 그는 자신의 남성성에 대해서조차 분노했던 이야기를 털어놓았고, 아버지와 자신의 관계에 대해서도 많은 이야기를 들려주었다. 전역을 앞둔 마지막 치료에서는 그동안의 변화를 정리하는 시간을 갖고, 향후 필요할지 모르는 치료에 대해 대화를 나누었다.

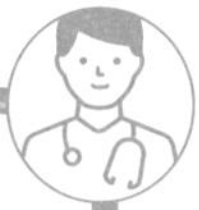

부모와의 관계가 군생활에 미치는 영향

부모와의 관계는 자녀의 인생에 가장 큰 영향을 미친다. 자녀는 부모와 불가분의 관계를 이어가면서 자신의 정체성을 만들어가고, 사람들과 관계를 맺는 법과 끊는 법, 어울리는 법 등을 배운다.

군에 입대해서도 부모로부터 받은 영향은 강하게 남아 있다. 사람에 대한 인식과 사람을 대하는 방법을 잘 배운 용사는 군생활을 건강하게 해나가는 편이지만, 그렇지 못한 용사는 많은 애로사항에 직면하여 큰 스트레스를 받는다. 위의 용사의 경우도 마찬가지였다. 하지만 과거를 거꾸로 돌릴 수는 없으므로 정신적 고통을 겪을 때는 군의관을 비롯한 주변에 도움을 요청하는 것이 좋다.

정신치료 4

어느 엄친아의 좌절과 집착

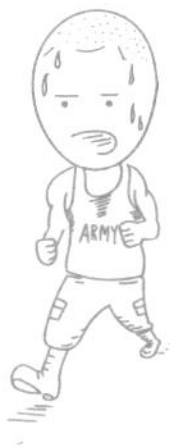

"동기들과 지내는 것이 힘들어요."

X일병이 진료실에 들어와 하소연을 늘어놓았다. 동기들과 마음이 맞지 않아 생활하기 힘들다며 몇 가지 예를 들었는데, 마음의 소통보다는 단체생활 자체를 어려워하는 것으로 보였다.

그는 3대째 외동으로 부모님이 결혼하고 7년 만에 어렵게 얻은 아들이었다. 부모는 물론 조부모로부터 넘치는 사랑을 받았고, 자신이 원하는 것은 뭐든 이루어지는 삶을 살았다. 어머니와 한시도 떨어져 있으려 하지 않았고, 그 때문에 어린이집도 가지 않았다. 유치원에 갈 때도 어머니가 동행하여 수업을 같이 듣다가 몰래 빠져나가곤 했다. 또래 친구들과 놀 때에는 자신이 대장 노릇을 해야 했고, 조금 더 커서는 자신의 말을 따라주지 않는 친구와 싸우는 바람에 그 부모가 찾아오기도 했다. 하지만 그를 나무라는 어른은 없었다.

초등학교 때까지는 맛있는 것을 사주는 그를 따라다니는 친구가 많았는데, 중학교에 들어가면서부터는 그런 친구들이 적어지고 싸우는 일이 종종 있었다. 하지만 전반적으로 그의 학창 시절은 부모의 도움으로 남부러울 것 없는 나날의 연속이었다.

자신을 중심으로 돌아가는 삶에 금이 가기 시작한 것은 입대 후였다. 자신의 뜻과 다르게 흘러가는 상황이 많았고 동기들과도 점점 마찰을 빚는 일이 잦아졌다. 그러면서 동기들에게서 소외되는 느낌마저 받게 되었고, 그럴 때마다 불안하고 화가 나서 잠을 이루지 못하고 뒤척이는 날이 늘어갔다. '믿는' 부모에게 하소연해보았지만 별 도움이 되지 않았다. 먼저 다가가려고 노력해보라는 말뿐이었다. 군복무를 끝까지 마치고 만기전역을 하고 싶은데, 이렇게 생활해서는 하루도 더 버티지 못하겠다는 생각이 들었다. 결국 그는 우울해지고 식욕마저 사라져 밥을 거르는 등의 문제를 보였고, 주임원사와의 면담을 거쳐 정신건강의학과 진료를 받게 되었다.

X일병은 입대 전과 후의 삶이 너무 달라서 고통을 받고 있다는 사실을 알고 있었다. 군에 오기 전에 자신이 남들과 다르게 살았다는 점도 인정했다. 하지만 그렇게 평생을 살 수는 없는 노릇이다.

먼저 X일병이 가지고 있는 성격 특성 중에서 단체생활을 힘들게 하는 부분이 무엇인지 파악하는 것으로 치료를 시작했다. 그는 지금까지 어려움을 모르고 살았다. 응당 겪었을 법한 좌절도 그의 사전에는 없었다. 헌신적인 부모가 항상 그를 받쳐주고 있었기에 무엇이건 자기 마음대로 되는 줄 알았다. 물질적인 것으로 사람들을 움직일 수 있다는 생각에 길들여지기도 했다. 그러면서 세상이 내 뜻대로 전개되지 않아도 주인공으로 살 수 있는 법을 배우지 못했고, 진정 가치 있는 삶이 무엇인가를 생각해본 적도 거의 없었다. 그래서 내가 중심이어야 하는 삶에 집착할 수밖에 없었다. 성적이 인생에서 유일한 가치라고 생각하면 공부에만 매달릴 수밖에 없는 것처럼. 그에게 단체생활이 버거운 결정적인 이유는 '나 중심'에 대한 집착이었다.

그는 치료를 받으면서도 예의 습성을 드러냈다. 군의관을 부모처럼 생각하며 자신의 군생활을 사소한 부분까지 신경 써주고 바꿔줄 것을 기대했다. 종종 간식을 챙겨오기도 했다. 자신을 중심으로 만들려는 노력으로, 여태껏 그가 맺어온 인간관계를 군의관에게도 그대로 적용한 것이다. 한동안 그런 시도를 반복하고 실망하면서 꾸준히 진료실을 찾던 그는 어느 날, 본인이 똑같은 행동을 반복하고 있다는 것을 알게 되었다. 자신이 중심이 되지 않더라도 군의관과의 관계가 그다지 불편하지 않다는 것도 알아갔다.

X일병은 "동기들이 내 뜻을 알아주고 따라줬으면 좋겠는데요…"라고 말하다가 "그게 현실적으로 불가능하다는 것을 알아요"라고 말하기를 반복했다. 자신도 문제를 인식하고 많은 생각을 하는 것 같았다. 하지만 머리로 이해하는 것과 실제 상황에서의 행동은 다르다. 그는 여전히 불안하

고 화가 나는 것을 어떻게 해야 할지 모르겠다고 어려움을 토로했다.

지식적인 변화에서 행동적 변화로 가는 과정은 습관을 들이는 것과 유사하다. 오랜 시간이 걸린다. X일병도 장기간의 치료를 필요로 했다. 남은 복무기간을 고려할 때 완치가 쉽지 않을 것 같았다. 그에게 군에 있는 동안 최대한 치료를 꾸준히 받으면서 필요하면 제대 후에도 민간에서 전문적인 치료를 계속해서 받을 것을 권유했다.

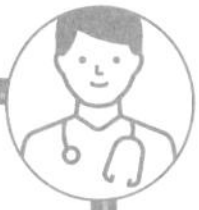

진료의 최선은 한 전문의에게

앞에서도 언급했지만, 여러 전문의에게 진료를 받는 것은 치료에 도움이 되지 않는다. 이곳저곳에서 진료를 받다 보면 한 전문의에게 한 얘기를 다른 전문의에게는 하지 않게 되기도 하고, 그러다 보면 진료에 차이가 생겨 효과를 보기 어렵다. 전문의들 사이에서 어떤 약을 처방하는지 모르기 때문에 예상치 못한 부작용이 생길 수도 있다. 환자가 가장 신뢰하는 한 사람의 전문의에게 꾸준히 진료받는 것이 가장 좋다.

정신치료 5

그녀 없인 못 살 것 같은데 어쩌죠?

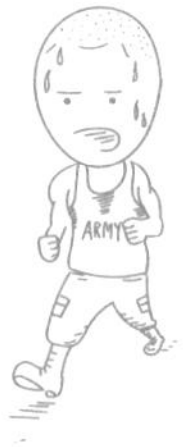

"힘들어서 상담받으러 왔습니다."

활달한 성격으로 주변에서 인기가 많은 Y상병이 상담을 받으러 진료실로 들어왔다. 무슨 일인가 했더니 고등학교 1학년 때부터 사귀던 애인과 최근에 헤어졌다는 것이다. 오랫동안 사귀어오면서 헤어졌다가 다시 만난 적은 있지만, 이번에는 진짜 헤어진 것 같다며 마음이 울적하다고 했다.

Y상병은 애인과 고등학교 때부터 만나 대학도 같은 곳으로 진학하여 캠퍼스 커플로 지냈다. 남들 앞에서는 큰소리를 치기도 하지만 실은 의존적이어서 애인에게 의지를 많이 하는 편이었다. 크고 작은 일을 상의하고, 좋은 일이건 나쁜 일이건 거의 모든 것을 애인에게 얘기하고 도움을 받았

다. 군에 들어와서도 별 문제없이 사귀었는데, 점점 집착이 심해지는 것 같다며 애인이 불만을 표시하기 시작했다. 최근에는 애인이 몇 개월간 외국에서 공부하는 문제로 의견 충돌이 있었다. 그는 제대하고 같이 가기를 원했지만 애인은 졸업 등 다른 일정이 있어 미룰 수 없다고 해서 다투게 되었고, 다른 마찰들도 연이어 일어났다.

애인의 입장은 이해할 수 있었다. 자신은 그녀와 결혼까지 생각하고 있다 해도 애인의 인생을 이래라 저래라 하면 안 된다는 것도 알고 있었다. 그런데도 자신은 부대에 갇혀 있는 상황에서 애인이 외국으로 간다고 하니 잘 다녀오라는 말이 차마 나오지 않았다. 주변에서도 외국에서 혼자 공부하다 보면 외로움을 탈 것이고 그러다 보면 현지의 사람에게 의지하게 되어 결국 자신과 헤어지고 다른 사람을 만나게 될 것이라고 말해서 더 신경이 쓰였다.

사소한 마찰이 계속되던 중 애인이 자신의 성격 문제를 거론하면서 헤어지자는 말을 꺼냈다. 홧김에 그는 그러자고 하고는 집으로 왔는데 휴가가 끝날 때까지 애인으로부터 연락이 없었다. 보통 때 같으면 애인이 먼저 연락해서 화해하는 식으로 상황이 끝나곤 했는데, 이번엔 뭔가 다른 느낌이 들었다. 다시 생각해보니 헤어지자는 말을 할 때 단단히 결심한 듯한 말투였던 것 같았다. 친한 친구들에게 이야기를 해보니 애인이 관계를 끝내기로 작정한 듯하다는 반응이 많았다.

큰 충격과 실의에 빠진 Y상병은 과업을 제대로 수행할 수 없을 정도가 되었다. 자신의 속도 모르고 주변 사람들은 애인이랑 헤어진 것을 가지고 너무 힘든 티를 낸다며 대수롭지 않게 여겼다. 그는 군의관에게 아무래도 자신이 이상할 정도로 지나친 심리적 타격을 받은 것 같다고 말했다.

이야기를 들어보니 그는 외로운 어린 시절을 보냈다. 외동인 데다 맞벌이 부모님을 대신하여 조부모님의 손에서 자랐다. 하지만 조부모님이 일찍 돌아가셔서 여러 친척들의 돌봄을 받게 되었다. 어머니는 잘해주시긴 했으나 함께할 수 있는 시간 자체가 많지 않았다. 어머니가 전업주부인 친구들이 부러웠다. 그러던 차에 자신을 살뜰히 챙겨주는 누나 같은 애인에게 마음이 끌리게 되었다. 애인은 같은 또래에 비해 조숙했다. 자세히는 모르지만 아버지의 사업문제로 집안이 힘들었고, 장녀로서 자신의 일은 물론 집안일까지 도맡아 처리했다.

연애할 때에도 애인은 늘 그를 돌봐주었고, 애인도 그것을 즐거워했다. 그래서 서로 잘 맞는다고 생각했고 평생의 동반자로 살 수 있을 것 같았다.

관계는 독립적이면서 서로에게 도움이 될 수 있을 때 유지되고 발전한다. 그런 면에서 Y상병과 애인은 언젠가 한계상황이 올 수밖에 없었다. 의존적인 관계였기 때문이다. 그런 관계의 한계가 표출되는 대표적인 시기가 군복무기간이다. 군생활을 시작하면서 Y상병은 애인에게 더 의존하게 되었고, 애인은 그런 상황에 지쳤던 것으로 보인다. 그러다가 조절하기 힘든 갈등이 생겨 이별을 고하기에 이른 것이다.

사랑하면 콩깍지가 씐다는 말은 사실이다. 상대방을 있는 그대로 보지 않고 내가 원하는 이미지를 덧씌워 상대방을 바라보고 믿으면서 사랑하게 되는 것이다. 하지만 그 착각 아닌 착각에서 벗어나면 관계가 더 이상 유지되지 못하고 깨지게 된다.

"듣고 보니 제가 애인에게 의지하고 기대하는 게 좀 남달랐던 것 같네요."

Y상병은 자신에게 애인이 단순한 애인이 아니라 부모의 역할까지 더해진 존재라는 것을 이해했다. 그렇다고 애인이 다시 돌아오지는 않겠지만, 복잡했던 마음이 정리되는 느낌이라고 했다. 또 부모님과 표면적인 갈등은 없었지만, 자신의 마음속에 아쉬움과 원망이 가득하다는 것도 깨닫게 되었다.

"아무래도 부모님과 얘기를 나눠봐야겠어요, 부모님은 이런 제 마음을 모르실 테니까요."

그는 그 후로 두 차례 더 진료를 받으러 왔고, 일상으로 빠르게 돌아가는 모습을 보였다. 마지막 진료에서는 전 애인이 어학연수를 떠났다는 얘기를 전해 들었다고 말했다. 그는 자신도 자기계발을 열심히 하고, 부모님께도 자신이 먼저 다가가는 노력을 하겠다며 진료실을 떠났다.

애인 그 이상의 애인

연애 관련 상담을 하다 보면 그 관계가 연인 수준을 넘어서는 경우가 있다. 또래 친구에게는 하지 않는 요구나 행동을 애인에게는 하는 것이다. 배우자나 부모에게 할 법한 부탁과 기대를 하면서 심리적으로 의존한다. 그 이유는 다양하지만 주로 어릴 적 부모와의 관계에서 충족하지 못한 결핍인 경우가 많다. 그때 받지 못했던, 받고 싶었던 것들을 애인에게 요구한다.

채워지지 않은 욕구는 누구나 가지고 있다. 그것이 무의식적으로 애인을 애인 겸 부모로 대하게 만든다. 그러다가 지친 애인이 떠나는 것으로 연애가 끝난다. 이와 같은 경험을 몇 번 하다 보면 더 이상 부모의 역할을 요구하지 않게 되지만, 경험에서 배우지 못하고 부모의 역할을 계속 요구하는 사람이 있다. 치료를 요하는 상태로 정신건강의학과의 도움을 받을 것을 권한다.

상담 1

제대하고 어떻게 살지 고민이에요

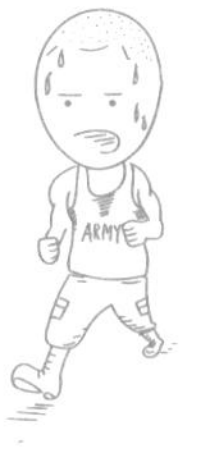

"간부 없이 혼자 온 용사가 있는데 어떻게 할까요? 정신건강의학과 진료를 받은 적은 없다는데요?"

의무병이 물었다. 군대에서 용사가 정신건강의학과 진료를 받을 때는 간부 동행이 원칙이다. 하지만 마침 예약된 진료가 없어 일단 진료부터 하고 소속 부대의 간부에게 연락하기로 했다.

Z병장은 전역을 한 달 정도 앞두고 있었다. 정신건강의학과 진료의 대부분을 차지하는 계급은 이병과 일병이지만 심심찮게 병장들도 진료를 요청한다. 이병과 일병이 군대에 적응하는 과정에서 겪는 어려움으로 진료를 받는다면, 병장은 제대 후의 삶에 대한 고민을 주로 이야기한다.

"제대하고 사회에 잘 적응할 수 있을지 모르겠습니다."

Z병장은 경제적으로 여유 있는 집에서 자랐다. 아버지는 자신의 사업을 물려받을 수 있는 공부를 원했는데, 그는 음악을 배우고 싶었다. 예체능 계열의 고등학교에 가고 싶었지만 아버지의 반대에 부딪혀 인문계 고등학교에 들어갔다. 학업보다 음악동아리활동에 열심히 참여한 그는 아버지와 계속해서 갈등을 겪었다. 갈등이 점점 심해지면서 지친 그는 도피하듯 입대를 지원했다.

Z병장은 군생활에 비교적 잘 적응했다. 골치 아픈 문제들에서 해방되어 군인의 임무에 충실한 그를 부모도 편하게 대해주었다. 그런데 전역일이 다가오면서 아버지와의 갈등이 다시 시작되었다. 아버지는 아들이 자신이 원하는 길로 가주기를 바랐지만, Z병장은 음악을 포기할 수 없었다.

상담은 완벽한 해결책을 제시하지 못한다. 다만 함께 고민하면서 그가 외면하는 상황을 직면할 수 있게 도와주고, 왜곡된 시각을 바로잡을 수 있게 안내한다.

Z병장은 자신이 고민하는 것들의 우선순위를 정하고 싶어 했다. 그래서 먼저 종이에 그의 고민을 모두 적게 하고, 그들을 범주화하여 분류하도록 했다. 그렇게 해보니 크게 2가지로 나뉘었다. 자신이 원하는 것을 했을 때 생기는 문제들, 아버지의 바람대로 했을 때 예상되는 문제들이었다. 이어서 전자를 택했을 때의 장점과 단점을 적고, 후자를 따를 때의 장단점을 적어 내려갔다. 그리고 장점과 단점의 순위를 매겼다. 그 과정에서 그는 머릿

속을 떠돌던 고민을 정리하고, 우선순위를 보면서 계획을 짤 수 있었다.

Z병장은 아버지에게 버림받는 상태를 가장 두려워했다. 아버지의 의견을 따르지 않았을 때, 자신의 생각대로 했지만 실패했을 때 버림을 당할지 모른다는 두려움이 그의 마음속에 크게 자리하고 있었다. 그렇다고 아버지의 뜻에 따라 자신이 좋아하는 것을 포기하기도 싫었다. 평생 후회할 것 같았다.

아버지와 허심탄회하게 대화를 나누어본 적이 있느냐는 질문에 대화한 적은 있지만 늘 서로 화만 내다가 끝나기 일쑤였다는 답이 돌아왔다. 아버지에게 먼저 제안해보는 건 어떻겠느냐는 말에 Z병장은 곰곰이 생각하더니, 음악을 몇 년 해보고 목표한 바를 이루지 못하면 아버지의 의견을 따르는 것도 괜찮을 것 같다고 말했다. 그에 대한 아버지의 반응을 예상하고 대응책을 함께 고민한 뒤 상담을 마쳤다.

일주일 후 Z병장이 찾아왔다. 다행히 아버지와 얘기가 잘 통했다고 했다. 대화해보니 아버지가 자신보다 융통성이 있는 것 같다며 웃음을 지었다.

고민을 해결하는 '쓰기'

숫자를 계산할 때는 머리로 암산하기보다 종이에 쓰거나 계산기를 쓰는 것이 더 효율적이다. 고민도 마찬가지다. 종이에 쓰는 것만으로도 고민을 훨씬 잘 해결할 수 있다.

고민을 종이에 생각나는 대로 적은 뒤 옆에 우선순위를 표시하거나, 해결할 수 있는 고민과 그렇지 않은 고민을 구별해보면 고민의 양이 줄어든다. 선택에 대한 고민은 선택했을 때의 장점과 단점, 선택하지 않았을 때의 장점과 단점을 나누어 적는 것이 도움이 된다. 가장 중요한 것은 고민들을 머릿속에서 꺼내 종이에 옮겨 적는 것이다.

상담 2

'아우팅'을 당했어요

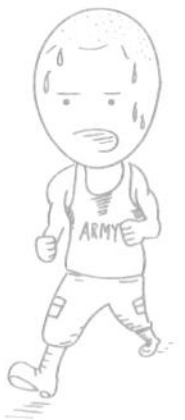

머리를 깔끔하게 깎은 용사 한 명이 진료실로 들어왔다. 이목구비가 뚜렷한 그는 전투복을 입었음에도 다른 용사들과 달리 옷매무새가 말끔히 정리되어 있었다. 하지만 표정은 어두웠다. 그는 다소곳이 의자에 앉은 뒤 어디서부터 얘기를 해야 할지 모르겠다며 입을 열었다.

한참 동안 말이 없던 그는 자신의 성적지향이 동성애라는 사실을 조심스레 밝혔다. 그것을 어렴풋하게나마 깨닫게 된 것은 초등학교 때였다. 그리고 중학교 시절에 어떤 일을 계기로 자신이 동성애자라는 사실을 확실하게 깨달았고, 이후에 쭉 동성애자로 살아왔으나 사회의 차별적 시선이 두려워 사실을 숨겨왔다. 대학 1학년을 마치고 대한민국 남자라면 당연히 군복무를 해야 한다는 생각으로 군에 입대했다.

행정병으로 근무하게 된 그는 정리를 잘하는 성향으로 깔끔하게 일을 처리했고, 생활관에서도 동기들과 스스럼없이 어울리며 무난한 군생활을 해왔다. 그런데 한 간부가 실수로 자신의 생활기록카드를 책상에 그냥 올려놓았고, 성적지향에 동성애라고 적힌 내용을 동기 몇 명이 보고 말았다. 그날 이후로 생활관의 분위기가 180도 달라졌다. 평소 가깝게 지내던 동기들이 그와 대화는 물론 식사도 함께 하지 않으려고 했다.

별안간 변해버린 생활관 분위기에 적응하지 못하고 혼란스러워하던 그는 PX에 갔다가 옆 중대의 용사를 만났다. 평소 안면만 있었던 그가 대뜸 "아저씨가 이반(성적지향이 동성)인 거 다 알고 있어요. 저도 그쪽이라서 잘 지내보고 싶어요"라며 관심을 보였다. 당황한 그가 어떻게 알았는지 캐물었고, 이미 전 중대에 자신의 성적지향이 노출된 사실을 알게 되었다.

"이제 어쩌면 좋지요? 나름 군생활을 평탄하게 하고 있었는데, 이런 일이 생겨서 너무 억울해요."

자신의 성별정체성(자신의 성별을 무엇이라고 생각하는가)이나 성적지향성(자신과 같은 성별을 좋아하는가, 다른 성별을 좋아하는가)을 스스로 공개하는 것을 '커밍아웃(coming out)'이라고 하고, 본인은 숨기고 싶었는데 어쩌다 공개되는 것을 '아우팅(outing)'이라고 한다. 여기서 아우팅은 당사자에게 큰 충격을 준다. 특히 군대처럼 동성애에 대한 경계가 심한 데다 개인 공간이 없는 곳에서는 충격의 정도가 극심하다.

먼저 그에게 정신건강의학과 진료시간을 보장하여 현재의 스트레스 상황이 극단으로 치닫지 않게 해주고, 간부에게는 생활공간 및 샤워시간 분리 등의 인사행정 조치를 부탁했다. 병영생활 상담관도 상담과 보호에 신경을 써주었다. 다행히 걱정했던 돌발 상황은 발생하지 않았고, 용사와 부대가 협의해서 필요한 인사행정 절차를 밟았다.

군대에는 생각보다 많은 성소수자들이 있고, 대부분은 자신의 임무를 충실히 수행하고 있지만, 군대는 여전히 그들을 받아들일 준비가 되어 있지 않다. 그래도 정신건강의학과 군의관들은 성소수자들을 보호하고 지원하기 위해 노력하고 있으니, 도움이 필요하면 언제든 진료실 문을 두드리기 바란다.

성소수자의 군생활

사실 인간의 성은 남성과 여성만 있는 것이 아니다. 1과 2 사이에 무수히 많은 수가 존재하는 것처럼 말이다. 하지만 법적으로는 남성과 여성 2가지 성만 존재한다. 그래서 이에 해당하지 않는 경우라도 둘 중 하나를 선택해서 살 수밖에 없다.

일반적으로 성에 대한 판단기준은 3가지다. 하나는 생물학적 성이다. 이는 어떤 성기를 가지고 있는가에 따라 결정된다. 다른 하나는 성별정체성이다. 자신의 성별을 무엇이라고 생각하는가인데, 생물학적 남성이 자신을 남자라고 생각하거나 생물학적 여성이 자신을 여성이라고 생각하는 것을 '시스젠더(cisgender)'라고 하고, 이와 반대로 생각하는 것을 '트랜스젠더(transgender)'라고 한다. 세 번째는 성적지향성이다. 어떤 성별의 사람을 사랑하는가인데, 같은 성별을 사랑하면 '동성애(homosexual)', 다른 성별을 사랑하면 '이성애(heterosexual)'로 명명한다. 이를테면 여자 성기를 가지고 있고 스스로 여성이라고 생각하고 남성을 사랑한다면 생물학적 여성에 시스젠더이고 이성애적 사람이다. 남자 성기에 남성으로 생각하고 여성을 사랑한다면 생물학적 남자이고 시스젠더에 이성애적 사람이다. 반면 이와 다른 성향을 가진 사람은 '성소수자'에 해당한다.

병역의 의무는 모두에게 주어지지만 법적인 남성만 현역입대를 한다. 성소수자 중에서도 법적인 남성은 그 대상자가 되어 군복무를 해야 한다.

성소수자는 여러 부류가 있지만, 가장 많은 수를 차지하는 것은 게이와 레즈비언, 즉 성적지향이 동성인 사람들이다. 법적으로 남성인 게이는 당연히 군복무 대상이다. 군대에서 그들의 성적지향이 문제되는 경우는 거의 없으며, 대부분 군생활을 훌륭하게 해낸다.

군대에서 성소수자가 주로 겪는 문제는 위의 용사처럼 원치 않는데 성소수자임이 공개되는 것이다. 혼자서는 견디기가 쉽지 않으므로 신속히 정신건강의학과에 도움을 요청하는 것이 좋다.

상담 3

공무원시험 보기가 겁나요

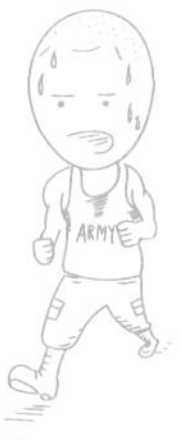

"진로상담도 받을 수 있나요?"

한 용사가 진료실에 들어와 물었다. 진로상담은 정신건강의학과 진료와 거리가 멀지만, 진로와 관련한 걱정과 불안이 있을 때는 도움을 줄 수 있다고 말했다. 용사는 잠시 머뭇거리더니 말을 이어갔다.

그는 상병을 달기 전에는 시간의 여유가 있어 차차 자신의 진로를 계획하려고 했다. 그런데 상병을 달고 나서도 진로에 대해 정한 것은 없었고 고민만 하면서 시간을 낭비하는 것 같았다. 자신과 달리 한 동기는 재수를 위해 수능 준비를 하고 있었고, 군인의 신분으로 수능을 다시 봐서 원하던 교대에 합격한 선임도 있었다. 그들을 보며 마음이 더 초조해졌다. 원래 아이들을 가르치는 일을 하고 싶고 직업으로도 안정적이어서 교대에 들어가려고 재수까지 했지만, 점수가 나오지 않아 포기한 상태였다. 이후 점수에 맞춰 대학에 들어간 그는 그냥저냥 대학생활을 즐겼다.

부모는 그에게 공무원시험 준비를 하라고 재촉했다. 하지만 그는 시험에 대한 두려움과 압박감을 갖고 있었다. 되도록 피하고 싶었다. 그렇다고 시험이 없는 직업을 구할 수도 없었다. 마땅한 대안이 없어 갈팡질팡하다가 시간을 벌 생각에 군에 지원입대하게 되었다. 입대 후 그는 부모가 원하는 공무원시험과 관련한 정보를 모으고 공부도 하면서 조금씩 준비를 했다. 하지만 또다시 실패하는 것은 아닐까 하는 불안감에 시달렸다.

학창 시절의 성적은 중상위권이었고 공직에 계신 부모의 뜻에 따라 진로를 정했지만, 사실은 프로그램 개발자가 되고 싶었다. 어려서부터 컴퓨터에 관심이 많았고 중학교에 다닐 때에는 직접 컴퓨터를 조립하거나 간단한 프로그래밍이나 머신러닝 정도는 할 수 있을 정도의 소질을 보였다.

그는 자신이 원하는 것보다 부모가 정해준 길로만 살아온 것 같다는 말에 그게 불만이긴 하지만 부모의 마음도 이해한다는 반응을 보였다. 자식이 안정적인 직업을 구했으면 하는 바람은 모든 부모가 다를 바 없고, 자신의 부모는 공직에 있어 더 그러는 것 같다는 것이었다. 하지만 실력이 안 되는 것 같은데 자꾸 강요를 하니 괴롭다고 했다. 아직까지 진로문제로 부모와 심한 갈등을 겪지는 않았으나 계속 공무원시험 이야기만 해서 휴가를 나가도 집에 있기가 싫다고 했다. 입대 초기에는 그나마 공부를 강요하지 않아 마음이 편했는데, 최근에는 스마트폰으로 매일같이 연락해서 공부를 열심히 하는지 확인하는 부모 때문에 스트레스가 이만저만이 아니었다.

그에게 걱정이나 불안 외의 다른 증상은 없었다. 현재 보이는 증상은 스트레스 상황에서 누구나 겪는 정도이고, 정신건강의학과 진료가 필요한 상태는 아니었다. 단지 부모의 의견에 지나치게 영향을 받는 점은 우려스러웠다. 부모의 뜻을 따르지 않았을 때 어떤 일이 일어날 것 같은지, 또 실패하면 본인이 어떤 사람이 될 것 같은지 생각해본 적이 있느냐고 물었다. 용사는 두 경우 모두 부모가 외면하여 자신이 아무런 가치가 없는 존재처럼 느껴질 것 같다고 대답했다. 부모의 뜻을 따르지 않고 성공한다는 것은 상상하기 어렵다는 말도 덧붙였다.

용사는 한동안 가만히 있더니 부모의 생각을 거부하는 것에 대한 두려움이 진로 결정에 영향을 주는 것 같다고 말했다. 그의 말에 고개를 끄덕이며 혹시 도움이 필요하면 언제든 다시 찾아오라고 말해주고, 부대 내 담당 간부나 상담관의 도움을 받을 수 있는 방법을 알려주었다.

용사는 그 뒤에도 몇 번 찾아와 상담을 청했고, 일단은 부모의 권유대로 공무원시험을 준비하겠다는 결심을 내비쳤다. 그에게 선택은 본인 스스로 하는 것이고 인생에서 진로의 정답은 없으며, 다만 선택의 과정에서 혼란스러울 때는 혼자 고민하지 말고 주변 사람들에게 도움을 청해서 잘 대처하라는 말로 격려해주었다.

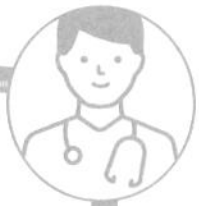

정신건강의학과 전문의에게 진로상담을?

간혹 장병들이 자신의 미래나 진로와 관련하여 상담을 받고자 하는데, 정신건강의학과에서 다루는 항목이 아닌 것은 분명하다. 다만 인생에서 중요한 결정에서 자신의 생각과 의지가 중심적 역할을 하는지, 다른 누군가의 영향으로 원치 않는 결정을 내리는지에 대한 고민은 함께 나눌 수 있다.
부모의 강요로 원치 않는 전공을 공부하거나, 단순한 반항심으로 전공을 아무렇게 선택하거나, 이런저런 갈등으로 결정 자체를 못하는 경우가 있다. 이런 상황에서는 전문의와의 상담을 통해 자신이 무엇을 두려워하고 갈등하는지 확인하고, 자신이 정말로 원하는 결정을 할 수 있게 도움을 받는 것이 좋다.

4

간부도 사람이다

간부도 사람이고, 사람은 아프기 마련이다.

다만 군대에서 간부는 아플 수 없을 뿐이다.

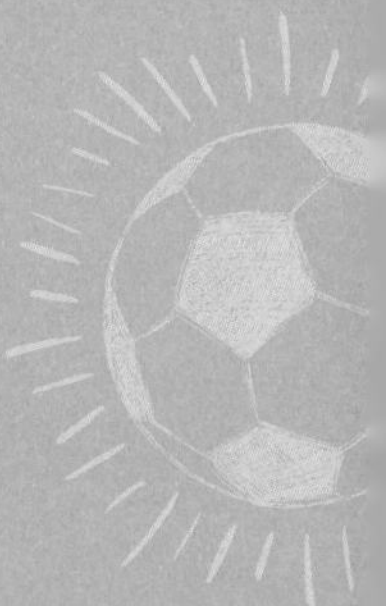

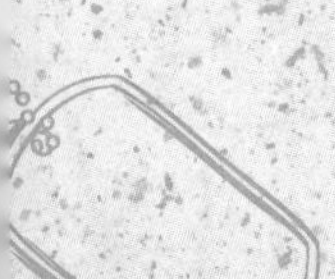

간부는 아파도 아플 수 없다?

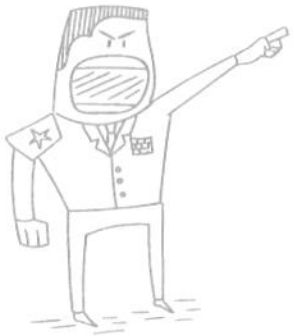

'우울증은 마음의 감기'라는 말처럼 사람은 누구나 마음이 아플 수 있다. 군 간부도 예외는 아니다. 용사는 용사대로, 간부는 간부대로 고충이 있다. 하지만 용사들에 비해 간부의 고충은 외면받기 쉽다. 용사는 간부가 돌보지만, 간부를 돌보는 사람은 없기 때문이다.

군대에서 간부는 늘 모범이 되어야 한다. 투철한 군인정신과 함께 일에 대한 거의 무한한 책임을 져야 하기 때문에 항상 긴장할 수밖에 없다. 단순히 자신이 소속된 부대에서 일어난 일만 책임지는 것이 아니다. 인근 부대에서 사건이 발생하면 전 장병들에게 특단의 조치가 내려질 것이라는 지시가 하달된다. 특단의 조치는 늘 꼬리에 꼬리를 물어 문제가 해결되지 않을 경우 그다음 대책을 강구해야 한다. 나의 일이 아니어도 해결의 책임은 함께 져야 하고, 집단의 책임을 대표해야 한다. 상황이 이렇다 보니 간부들은 늘 긴장해 있고, 사건사고가 발생하면 주말에도 부대로 뛰어가야 한다.

A간부도 늘 그렇게 바쁘게 살아온 사람이었다. 그는 주변에서 좋은 사람이라는 평가를 받는 성실한 간부였고, 전역을 앞두고 드디어 가족과 함께 지낼 수 있다는 기대를 품고 있었다. 그런데 그를 탐탁지 않게 생각하던 간부들과 갈등이 생기면서 힘들어졌고, 결국 자살이라는 극단적 선택을 하고 말았다. 가족과 동료들은 오열하며 그의 죽음을 슬퍼하고 안타까워했다.

그는 왜 그런 선택을 했을까? 미리 막을 수는 없었을까? 왜 특단의 조치는 항상 사건이 발생한 다음에야 내려지는 걸까? 그는 왜 정신건강의학과에 찾아오지 않았을까?

군대에서 시행하는 정신질환예방교육이나 자살예방교육의 내용은 지식을 전달해줄 수는 있지만, 당장 치료가 필요한 간부들에게 실질적 도움을 주지는 못한다. 용사와 달리 간부들은 자신이 겪고 있는 마음의 병을 솔직하게 털어놓지 못한다. 왜냐하면 정신건강문제를 드러내면 자신의 군 경력에 오점이 생기거나 겁쟁이로 낙인찍힐 수 있고, 이것이 자신의 진급에 영향을 줄 수 있다고 생각하기 때문이다. 진료기록은 민감한 개인정보로 본인의 동의 없이 열람하거나 공유할 수 없지만, 군대에서는 그게 가능하다. 개인 신상을 관리한다는 이유로 진단서에 적힌 내용을 함께 기록하는

군 간부의 정신건강서비스 이용 저해요인

순위	정신건강서비스 이용 저해요인	응답자(%)
1	나는 나의 심리적 문제를 다른 도움 없이 스스로 해결하려는 경향이 있다	2,638(26)
2	정신건강 관련하여 전문적인 치료를 받는 것은 최후의 방법이 되어야 한다	1,638(16)
3	정신건강서비스를 받기 위하여 따로 시간을 내는 것이 어렵다	1,446(14)
4	정신건강서비스를 받게 되면 지휘관이 나를 다른 부대원들과 다르게 대할 것 같다	1,435(14)
5	정신건강서비스를 받게 되면 내 경력에 부정적인 영향을 미칠 것 같다	1,380(14)

출처: 최창현 외, '2018 병영생활 적응 연구', 한국국방연구원, 2018

대한민국 자살률 vs 군인의 자살률

연도	대한민국 자살률(A)	한국군 자살률 (비보정률)(B)	표준화 지표(C)					
			병사 및 간부		병사		간부	
			자살률	사망비	자살률	사망비	자살률	사망비
2012	28.1	11.1	13.2	0.47	11.1	0.40	17.0	0.60
2013	28.5	12.2	15.4	0.54	15.0	0.53	15.9	0.56
2014	27.3	10.2	11.3	0.41	12.0	0.44	10.2	0.37
2015	26.5	8.7	10.3	0.39	6.9	0.26	16.0	0.61
2016	25.6	8.2	9.5	0.37	6.4	0.25	14.7	0.58

(A): 통계청 연도별 사망원인통계(2012, 2013,…, 2016)에서 제시된 대한민국 인구 10만명당 자살률. (B): 국방부 국방통계연보(2012, 2013,…, 2016)에서 제시하고 있는 군 공식 10만명당 자살률로, 전체 사건수를 총병력수로 나눈 후 10만을 곱한 조사망률(crude rate)을 의미. (C): 군의 연령 · 성별에 따른 병력구조를 반영하여 보정한 간접 표준화율임. '자살률'은 간접 표준화율(Indirect Standardized Rate), '사망비'는 표준화 사망비(Standardized Mortality Ratio)를 각각 의미함. 표준화 사망비는 대한민국 자살률(A) 대비 표준화율(C)의 비율로 상대적인 비교 목적으로 사용됨.

데, 상급자는 이 기록을 쉽게 볼 수 있다.

소속 부대에서 모르게 정신건강의학과 진료를 받는 방법은 근무시간이 끝난 뒤 민간 병원에서 받는 것이다. 하지만 대부분의 부대들이 오지에 위치해 있어 쉽지 않다. 결국 군대 안에서 진료를 받을 수밖에 없는데, 그 기록이 같이 근무하는 사람들에게 알려질 게 뻔하고, 자신의 진급에도 영향을 줄 수 있으므로 의무대나 정신건강의학과 방문을 꺼리게 된다.

이뿐만이 아니다. 용사들이 정신건강의학과 진료를 받으면 근무 형태를 배려해주지만, 간부는 그런 혜택이 거의 없다. 결국 간부들은 하소연할 곳도 없이 외롭게 혼자 고민하다가 마음의 병을 더욱 키우곤 한다.

용사의 자살률이 감소하고 간부의 자살률이 증가하는 것은 현재의 시스템에서는 당연한 결과다. 간부의 자살률을 낮추는 방법은 그 시스템을 고치는 것이다. 정신건강의학과 진료를 받아서 생기는 불이익이 없도록 만들어야 한다. 그러면 자살률은 줄어들 것이고 군대는 더 건강한 조직이 될 것이다.

간부 1

남자들은 왜 그래요?

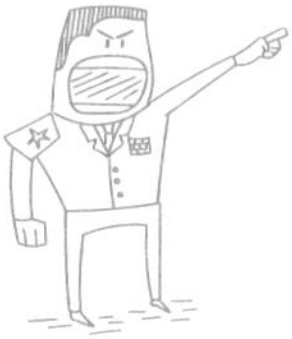

"좀 늦은 것 같은데 혹시 진료 가능한가요?"

진료시간이 거의 끝나갈 무렵, 여자 간부 한 분이 들어왔다. 정신건강의학과에서의 초진(첫 진료)은 한 시간 정도가 소요되기 때문에 보통은 예약제로 운영한다. 하지만 진료를 받고자 찾아온 환자를 얼굴도 보지 않고 돌려보내는 경우는 없다. 응급상황일 수도 있기 때문이다. 그녀에게 상황을 얘기하고 짧게라도 진료를 원한다면 가능하다고 했다.

"제가 근무하는 곳은 남자들밖에 없습니다. 군대가 다 그렇기는 하지만요…."

B간부는 씩씩하고 쾌활한 성격이라서 군생활에 잘 적응할 수 있을 거라

고 생각했고, 제복도 매력적으로 보여 직업군인이 되었다. 훈련소에서도 비교적 훈련을 잘 받았고, 임관 후에도 좋은 지휘관을 만나 군생활에 적응하는 것이 어렵지 않았다. 그때는 가끔 장난을 거는 용사들을 동생처럼 귀엽게 대할 수 있었고, 계급은 낮지만 나이가 많은 분들의 조언도 편하게 들을 수 있었다.

문제는 B간부가 수월하게 진급해나가면서 생기기 시작했다. 나이도 들어가고 계급도 높아졌는데, 주변의 태도가 달라지지 않는 것이다. 처음 만나는 용사들조차 예전처럼 똑같이 장난을 쳤다. 자신보다 나이나 계급이 낮은 남자 장교에게는 절대 하지 않는 말과 행동을 B간부에게는 서슴없이 보였다.

그런 상황이 너무 싫어서 화도 내고 개인적으로 타이르듯 얘기해보기도 했지만 효과가 없었다. 오히려 B간부가 예민하고 까다롭게 군다며 뒤에서 수군거리기 일쑤였다. 결국 그녀는 그들과의 관계를 포기하고 접촉을 피했다. 그리고 훨씬 더 엄하게 대했다. 이후 B간부에 대한 평가는 엉망이 되었다. 용사들은 엄격한 B간부에 대한 불만을 지휘관에게 쏟아냈고, 간부들은 일상적인 대화에 참여하지 않는 B간부를 사회성이 없다고 비난했다. 자신을 외면하는 분위기 속에서 일상적 업무 관련 정보를 얻을 수 없었던 그녀는 업무에서도 허점이 생기기 시작했다. 엄밀히 말하면 B간부의 잘못이 아니었지만, 남들은 다 알고 있는 정보를 그녀만 몰라서 생긴 일이라 그녀의 잘못처럼 비쳤다.

B간부는 군대에서 생존하기 위해 자신이 선택한 방법이 오히려 자신을

괴롭히자 앞이 캄캄해졌고, 너무 답답해서 혹시나 하는 마음으로 정신건강의학과에 오게 되었다.

안 그래도 다른 사람들 입에 오르내리는 상황에서 간부가 정신건강의학과에 방문하는 것은 쉬운 일이 아니다. 진급에 영향을 주지 않을까, 더 입에 오르내리지 않을까 염려되기도 하고, 장병들에게 약한 모습을 보이는 것이 부담스럽기 때문이다.

그렇기 때문에 첫 시간에는 반드시 정신건강의학과의 진료 특성에 대해 설명하고 궁금한 점이 없는지 확인한다. 비밀은 어떻게 보장되는지, 군 의료기관마다 어떤 차이가 있는지 등을 말해주고 나니 B간부도 내심 걱정했는데 다행이라며 안도했다.

어떤 경우이든 첫 진료에서 병을 완전히 낫게 할 수는 없다. 정신건강의학과 역시 한 번의 진료로 만족할 만한 해답을 주기는 어렵다. B간부는 속을 털어놓아 후련해진 것에 만족해하며 다음 진료를 예약하고 진료실을 나갔다.

다음 진료에서는 일주일 동안 겪었던 화나는 상황에 대해 정리하는 시간을 가졌다. 누구라도 화를 내게 되는 상황과 남들보다 예민하게 반응하는 상황을 구분하고, 이를 B간부의 경우에 비추어보았다. 그녀는 혼란스러워했다. 자신은 당연히 화를 낼 만해서 그러는 것인데, 주변 사람들은 예민한 탓이라는 반응이 많았고, 이상한 타이밍에 화를 낸다고 말했기 때문이다.

B간부에게 외부의 인간관계에도 신경을 써보라고 권고했다. 현재는 대부분의 관계가 군대 내부에 한정되어 있어 고통이 더 심해 보였기 때문이다. 밖에 있는 사람들과의 교류를 통해 정서적 만족을 얻으면 비록 안에서 불만이 쌓인다 해도 쉽게 무너지지 않는다. 그 후 몇 번의 진료를 받은 B간부는 빠르게 안정을 찾았다. 지적 능력이 우수하고 가족을 비롯한 친구들과의 관계가 원만한 덕분이었다.

군대에 속한 개인은 고유의 특성이 희석되어 집단의 일부로 변해간다. 똑같은 옷을 입고 비슷한 머리를 하는 것이 단적인 예다. 그와 함께 눈에 보이지 않는 정신에도 변화가 일어나 스스로를 군대조직의 일부로 여기게 된다. 그래서 내부 구성원의 비난에 큰 영향을 받는다. 설사 그 비난이 부당하다 해도 마음에 깊은 상처를 받는 일이 많다. 이때에는 군대의 일원이 아닌 원래의 자기 자신으로 돌아가 상황을 다른 시각으로 바라보는 것이 좋다. 군의관이 간부에게 외부와의 관계를 강조한 것도 시각을 달리하여 마음의 균형을 잡을 수 있게 하려는 것이었다.

해소하기 어려운 간부의 스트레스

군생활은 용사들에게만 힘든 게 아니다. 간부들 역시 애로가 많다. 특히 소위, 중위, 대위 그리고 하사, 중사 같은 초급 간부들이 스트레스를 많이 받는다. 실제 자살률도 증가하는 추세다.

간부들의 주된 어려움은 고립감이다. 외딴 곳에서 생활하기 때문에 가족이나 친구들과 만나기가 어렵고, 연락이 가능해도 군생활에 대해 하소연하기가 쉽지 않다. 군생활의 특수성 때문에 얘기를 해도 공감을 얻기가 어렵고, 기밀이나 보안문제로 설명 자체가 불가능한 경우가 많다. 군대 내 동기에게 털어놓기도 마땅치 않다. 장기복무나 진급을 목표로 하는 간부들은 주변 사람들의 평가를 잘 받아야 하기 때문이다.

간부들은 결국 스트레스를 해소하지 못하고 우울이나 불면 같은 증상에 시달리게 되는데, 그럼에도 가까운 의무대나 군병원의 정신건강의학과 진료를 받지 못한다. 앞서 말했듯이 평가에 영향을 줄까 걱정되기 때문이기도 하지만, 정신건강의학과에 대한 장병들의 편견이 워낙 강하기 때문이다.

현역복무부적합심사에서 적응장애 판정을 받는 장병들이 절반을 차지하는 현실에서 정신건강의학과 진료를 받는 사람은 군복무를 기피하려는 불량한 인간이라는 인식이 팽배하고, 간부들도 부정적으로 본다. 그러한 분위기를 잘 알고 있기에 정신건강의학과 진료를 꺼리는 것이다. 따라서 간부가 정신건강의학과 진료를 받으러 오는 경우는 큰 용기를 낸 것이고, 군의관도 보다 주의해서 진료하게 된다.

간부의 장기복무 요건

대한민국 국민으로서 수행해야 하는 군복무는 '의무복무'이고, 대부분 단기복무다. 이와 달리 간부들의 복무는 장기와 단기로 구분한다. 간부들은 일정한 시점에 진급하거나 장기복무선발평가를 통과해야 장기복무를 할 수 있다. 그렇지 못하면 단기로 전역해야 하고, 연금 등의 혜택도 받을 수 없다.

장기복무를 하는 간부라도 장교인지 부사관인지, 경력이 어떠한지, 특기가 무엇인지에 따라 그 난이도가 다르고, 군생활에서 오는 스트레스 정도도 차이가 있다.

간부 2

나라 일 하는 게 잘못인가요?

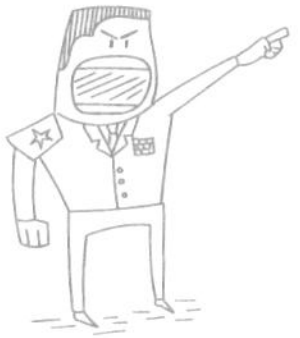

출근하고 진료실 의자에 앉자마자 전화벨이 울렸다. 이른 시간에 군의관을 찾는 전화는 대개 갑작스러운 사건인 경우가 많아서 긴장하며 전화를 받았다.

"정신건강의학과 군의관인가?"

보통 전화를 받는 쪽이 먼저 짧게 관등성명을 말하는데, 그것조차 기다릴 시간이 없다는 듯 질문이 들어왔다. 그렇다고 대답하고는 어디서 들어본 목소리인 것 같다 생각하는데, 자신이 부대 지휘관이라고 먼저 밝혔다. 현재 우리 부대에 걱정스러운 간부가 하나 있다며 혹시 전화로 상담하는 것이 법적 문제가 없는지를 확인했다. 그래서 그 사람이 누구인지 알지 못하게 말씀하시면 별 문제가 없을 거라고 하자, 한숨을 쉬며 이야기를 시작했다.

"원래 아무 문제 없이 참 잘하던 친군데…, 장기복무선발평가도 무난히 통과했고…. 그런데 올해 들어서 좀 이상해졌다고 주변에서 그러더라고. 자기 일도 아닌데 적극 나서서 하는 모습에 참 일 욕심도 많다며 신기해했는데, 초과근무까지 하면서 남의 일을 하는 거야. 강제로 시키는 것도 아닌데 그렇게까지 할 필요는 없잖아? 그래서 이상하게 생각한 사람들이 일을 안 주니까 여기저기 건의하고 다니면서 일을 만들어서 하기 시작했다는 거야. 그러니까 같이 근무하는 장병들의 일도 늘어나게 되었고, 그 때문에 말들이 있었나 봐. 그런데 요새는 새벽에도 뜬금없이 사람들에게 전화해서 일에 대해 물어본다고 해. 자다가 별것 아닌 일로 전화를 받으면 짜증이 나잖아. 그래서 뭐라고 하면 도리어 화를 내서 한밤중에 싸우게 되는데, 다음 날에는 아무 일도 없었던 듯 멀쩡하대. 피곤해 보이지도 않고. 뭔지는 몰라도 진료가 필요할 것 같은데, 군의관 생각은 어떤가?"

설명을 들으니 몇 가지 진단명이 머릿속을 스쳤다. 분명히 진료가 도움이 될 것 같다고 한 뒤, 본인의 진료 의사가 중요하다는 점을 강조했다. 그러자 지휘관이 큰 한숨을 쉬었다.

"그게 제일 문제야. 주변에서 정신건강의학과 진료 좀 받아보라고 넌지시 말했는데, 대뜸 화를 냈다는 거야. 진료는 무조건 본인이 받겠다고 해야 하는 거지?"

법적으로도 그렇고, 설사 강제로 받게 할 수 있다고 해도 말을 안 하면 아무런 소용이 없다고 하자 어떻게든 설득해서 진료실에 들어가게 할 테니 잘 좀 부탁한다고 말했다.

며칠 후 대기명단에 간부의 이름이 올라왔다. 간부의 상담은 흔한 일이 아니기에 지휘관에게서 들은 그일 수 있겠다 싶었는데 예상이 맞았다.

"저는 괜찮은데 주위에서 진료 한번 받아보라고 해서 왔습니다."

자신은 사는 데 아무런 불편이 없다면서 말문을 열었다. 불편한 점이 있다면, 우리나라에는 해야 할 일이 많고, 그 일들 중에서 극히 일부만 하고 있을 뿐인데 주변에서 자신을 도와주지 않는다는 것이다.

"근무시간이 있기는 하지만 나라 일 하는 데 시간이 정해진 건 아니지 않습니까? 일을 직접 하라는 것도 아니고 도와달라는 건데 그럴 수 있는 건가요? 새벽에 전화도 좀 할 수 있는 거지요. 저는 잠을 덜 자도 괜찮은데, 사람들은 뭐 그리 잠에 집착하는지 모르겠습니다."

부대에 오면 고쳐야 할 것들이 눈에 보이고, 어떻게 고쳐야 할지를 생각하고, 실행 방안도 알아서 꼬리를 물고 나와, 행정적으로 문서 처리를 하고 사람을 쫓아다니기만 하면 된다는 것이다. 문제는 그렇게 고쳐야 할 것이 하루에도 10개씩 보여 다 처리하려다 보니 무리가 따른다는 것이다. 그러면서 정작 자신의 일은 놓치고 있었다.

"왜 그렇게 고치려고 하나요?"

잠시 고민하던 그는 조용히 대답했다.

"외국이 침략할지도 모르잖아요."

머릿속에서 생각이 꼬리에 꼬리를 물고, 활동이 많아지고, 에너지가 넘쳐 잠을 잘 필요가 없는 특징을 보이는 것은 양극성 정동장애(조울증)의 조증이다. 그에게 현재 조증이 의심되는데 이전에 우울증이나 조증을 경험해본 적이 있는가를 물었다. 간부는 당황한 기색 없이 사실 그런 적이 있었다면서 그때 사람들 몰래 병원 진료를 받았다고 했다.

다행이었다. 처음이라면 질환이 있다는 것을 설득하는 데만 오랜 시간이 걸렸을 것이고 인정받기도 쉽지 않았을 것이다. 그에게 지금 바로 약물치료를 시작하지 않으면 군생활에 악영향을 줄 수 있다고 설득하여 치료에 대한 동의를 구했고, 그는 필요한 소견서를 받아갔다. 이후에 그는 종종 의무대를 방문하여 수면제를 받아가곤 했는데, 어느 날부터 소식이 뚝 끊겼다. 의병제대나 현역복무부적합심사가 있으면 정신건강의학과 군의관에게 문의 겸 연락이 오는데, 그런 연락도 없었다. 무소식이 희소식이니 잘 지낼 것으로 생각한다.

군인도 사람이라서 생활을 하다가 정신질환이 생길 수 있다. 하지만 치료를 잘 받으면 정상적인 군생활이 얼마든지 가능하다. 문제가 생기는 경우는 치료를 받지 않다가 사고를 내는 것이다. 특히 간부는 용사보다 심각한 상황에 처할 수 있으므로 서둘러 치료를 받는 것이 중요하다.

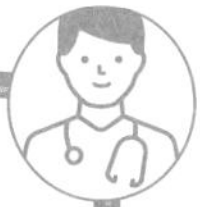

의병전역을 원치 않는 간부에게

용사처럼 간부도 현역복무부적합심사나 의병전역심사를 받는다. 하지만 현역복무부적합심사를 개시할 수 있는 규정이 용사와 다르고, 의병전역은 간부에게 직장을 잃는 것이기 때문에 의미나 방향이 같을 수 없다.

보통 용사는 전역하기를 원하지만, 간부는 군에 남기를 원한다. 의병전역해야 하는 수준의 정신질환이 있다고 의심되어도 간부가 진료를 거부하는 일이 종종 생긴다. 이 때문에 문제가 커진다. 조기에 발견하여 치료를 제때 받으면 상태가 호전되어 군생활을 지속할 수 있지만, 진료를 거부하면 오히려 악화되어 군대를 떠나야 하는 최악의 사태에 이를 수 있다. 군 의료기관이나 민간 의료기관에서 진료를 받고 상의하는 것이 최선이다.

간부 3

빚 때문에 수면제를 먹고 있어요

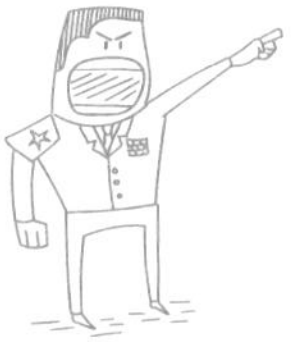

갓 임관한 간부 한 분이 조심스럽게 문을 열고 들어왔다.

"수면제를 받으려면 정신건강의학과 진료를 받아야 한다고 해서 왔습니다."

진료를 받으러 오는 장병들의 대부분은 상담을 원하지만, 간혹 약만 처방받기를 원하는 이들도 있다. 그럴 경우에도 처음 진료는 30분 이상이 걸린다. 전에 약을 처방받은 적이 있는지, 왜 처방받았는지, 다른 질병은 없는지 등을 확인해야 하기 때문이다.

"이전에 동네 병원에서 수면제 처방을 받은 적이 있어요. 정신건강의학과는 아니었는데…."

수면제를 원한다고 하니 병원에서 별말 없이 일주일치를 처방해주었고, 약을 먹으면 금방 잠이 들었는데, 특별한 부작용은 없었다. 어떤 문제가 있느냐는 질문에 그는 조금 망설이다가 짜내는 듯한 목소리로 대답했다.

"걱정거리가 계속 떠올라요."

어떤 걱정거리가 있느냐고 묻자 크게 한숨을 쉬고는 말을 이어갔다.

C간부는 어린 시절 가정환경이 좋지 않아 고생을 많이 했다. 부모님이 이혼하고 어머니와 함께 살았지만, 생활은 넉넉하지 못했다. 그 와중에 어머니가 사업을 벌였다가 많은 빚을 지게 되었고, 고등학교까지는 어떻게 마쳤지만 더 이상 공부할 상황이 아니었다. 그러던 중 부사관으로 임관하게 되었다.

이후에도 빚이 줄어들 기미를 보이지 않자 어머니는 아들에게 돈을 부탁하는 일이 늘어났고, C간부는 빠듯한 생활에 저축도 못하는 처지가 암울하여 잠을 설치는 날이 많아졌다. 빚만 갚다가 인생이 끝날 것 같다며 또 한숨을 내쉬었다.

힘든 상황에서도 살아보려고 애쓰는 모습이 눈에 역력했다. 하지만 돈 문제에서 비롯되는 불면은 수면제를 먹는다고 해결되지 않는다. 그에게 잘 이해되지 않는 부분부터 확인했다.

"그런데 어머니 부채를 왜 본인이 갚아야 하나요?"

C간부는 아들이 어머니의 빚을 갚는 것을 당연하게 생각하고 있었다. 부채에 대한 상담을 받아본 적이 있느냐는 질문에 자산관리사인 지인의 상담을 받아보긴 했으나 오히려 투자와 보험을 권하기에 부담스러워서 그

만두었다고 했다.

젊은 나이에 심각한 경제난에 빠지는 경우를 보면 가족에게 빚이 있거나 학자금대출 등을 받은 상태에서 상환을 위해 무리수를 두는 이들이 많다. 현재의 수입으로는 앞날이 막막하다 보니 고수익을 노려 위험한 투자에 손을 댔다가 회복불능의 상황에 접어드는 것이다.

먼저 어머니의 부채와 자산이 어느 정도인지, 갚는 게 어떤 효과가 있을지 어머니와 상의해보라고 했다. 만약 어머니의 부채가 자산보다 크고 상환 가능성이 희박하다면 파산신청을 하고 생활을 보조하는 편이 더 합리적일 수도 있다고 조언했다.

"그게…, 빚이 저한테 상속되지 않나요?"

재산을 물려받지 않는다면 빚은 상속되지 않는다고 하니 C간부가 멍한 표정을 지었다. 그는 그런 얘기는 들은 적도 없고 물어본 적도 없었다. 우선은 어머니의 부채와 자산 현황을 파악하여 군에서 금융상담을 받아보라고 일러주고, 어머니와 얘기를 나누다 보면 갈등이 생길 수도 있으니 마음의 준비를 하라고 얘기했다.

일주일 뒤 C간부가 밝은 표정으로 방문했다. 어머니를 만나 상의해보니 어머니도 자식에게 빚이 넘어가지 않을까 걱정하고 있었고, 상속되지 않는다는 사실을 알고는 함께 법률상담까지 받았다고 했다. 당장 부채문제가 해결된 것도 아니고, 어머니에게 금전적 지원을 해주어야 하는 상황도 바뀌지 않았지만, 자신의 미래에 대한 계획을 세울 수 있게 되었고, 어머니의 마음을 확인할 수 있어서 다행이라고도 했다. 그는 일주일치 수면제를 더 처방받아 돌아간 뒤로는 방문하지 않았다. 앞날을 잘 헤쳐나가고 있으리라 믿는다.

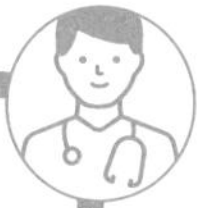

군인의 재테크 그리고 함정

간부는 주거나 연금 혜택이 괜찮은 편이지만, 월급 자체는 적다. 게다가 군인 신분이어서 금융, 부동산, 저작권 등을 제외하면 수익을 늘릴 수 있는 방안이 없다. 이 가운데서도 목돈이 필요한 부동산이나 오랜 노력과 시간을 요하는 저작권은 현실적으로 엄두를 내기가 어렵다. 그래서 주식이나 펀드에 눈길을 돌리게 되고, 고수익을 내세우는 금융상품의 유혹에 곧잘 빠진다. 스포츠토토 같은 도박에 넘어가는 경우도 많다. 그러다가 빚을 내고 그것을 해결하려고 다시 고위험 투자나 도박에 발을 들이는 악순환에 허덕인다.
군에서는 이와 같은 문제를 예방하기 위해 금융과 도박 관련 상담을 지원한다. 안전하고 실질적인 내용의 상담으로 장병들에게 적절한 도움을 제공한다.

간부 4

커밍아웃을 앞둔 간부의 괴로움

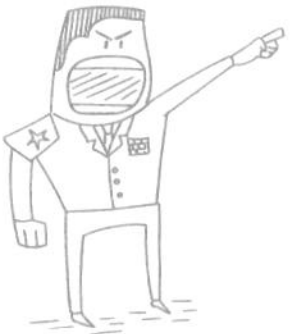

차분해 보이는 간부가 진료실을 방문했다. 아픈 곳이 있느냐는 질문에 "그건 아닌데…"라며 말끝을 흐렸다. 잠시 시간을 주면서 기다리고 있으니 그가 조심스럽게 자신의 고민을 꺼내기 시작했다.

"세상에는 다양한 사람이 있고, 그런 사람들이 조화를 이루어 살아가는 게 맞죠? 그런 사람이 이상한 건 아니죠?"

그가 알 듯 모를 듯한 추상적인 질문을 던졌다. 주제가 다소 민감할 수도 있겠다는 예감이 들어 그의 질문에 공감의 뜻을 표하고 다음 말을 기다렸다. 그러자 자신은 동성에게 관심이 있다고 고백했다.

그는 학창 시절부터 그런 감정을 느꼈으나 내색하지 않고 살았다. 보수

적이고 가부장적인 아버지가 알게 될까 봐 자신의 감정을 숨기고 또 숨겨 왔다. 대학에 진학하고 집을 떠나 생활하면서 동성에 대한 마음은 점점 더 커져갔다. 인터넷을 통해 서로의 존재만 알고 지내던 사람들의 모임에도 나가게 되었다.

그에게는 대학 시절부터 만나온 이성 애인이 있었다. 성적지향이 스스로에게 혼란을 준 적은 없었지만, 곱지 않은 사회적 시선과 실망할 부모님에 대한 걱정으로 이성과의 교제에 노력을 기울였고 애인을 사귀게 되었다. 그러나 마음 한 켠에는 항상 뭔지 모를 허전함이 자리하고 있었다. 애인과의 스킨십도 처음에는 자연스러웠지만, 단지 의무적으로 하게 되는 것 같아 늘 미안함을 느꼈다. 군에 들어올 때도 고민이 많았다. 완고한 아버지의 뜻을 따라 지원했지만, 과연 자신이 군이라는 조직에 들어가는 것이 옳은 일인지 갈등되었고, 군대에도 자신과 같은 사람들이 있다는 말에 위안을 삼기도 했다.

20대 후반의 나이가 되자 결혼문제가 심각한 고민거리로 떠올랐다. 아직 애인은 자신의 성적지향을 모르는 것 같았고, 집에서는 결혼을 서두르라고 재촉했다. 그럴수록 이렇게 사는 건 아니라는 생각이 더 커졌고, 실체를 숨긴 채 결혼하는 것은 애인에게 큰 죄를 짓는 것 같아 두려웠다. 상담을 받아볼까 했지만 그러면 기록에 남을 것 같아 염려되었다.

그러던 중 한 사람을 만났다. 그동안은 마음에 드는 동성 애인이 없어서 가볍게 만나기만 했는데 얼마 전에 알게 된 사람과는 마음이 잘 통해서 꾸준히 사귀고 싶은 생각이 들었고, 더 진지한 관계로 발전할 수도 있을 것 같았다.

사실 동성애는 1970년대 이후부터 병으로 진단하지 않았다. 그는 그 사실을 몰랐다며 안심이 된다고 말했다. 혹여 군의관이 자신을 미친 사람으로 신고할까 봐 두려웠다고 했다.

그는 성적지향이 다른 점을 제외하고는 성별정체성이나 성별불쾌감 같은 고민은 없었다. 즉, 자신의 생물학적 성별인 남성을 자신의 성으로 인식하고, 동성을 사랑하며, 그로 인한 고통이 큰 편이 아니었다. 가족에게 성적지향을 고백하는 두려움에 대해 간부는 강압적인 아버지와의 갈등을 떠올렸다. 이제까지 아버지에게 억눌려 살아온 것 같다며, 자신의 생각을 확실히 표현한 적이 없었다고 했다. 하지만 이성 애인과 부모님을 속이는 것은 죄책감이 들고, 자신의 인생도 더 힘들어질 수밖에 없을 것 같다고 인정했다.

커밍아웃했을 때 가장 걱정되는 부분은 이성 애인이 받을 상처였다. 실망과 배신의 충격에 다시는 애인을 사귀지 못할 것 같았다. 사랑할 순 없었지만 오랜 기간 함께했기에 당연히 느낄 수 있는 감정이고 생각이라며 그를 지지해주었다. 하지만 더 시간이 지나면 그녀가 받을 상처가 더 커질 것이기에 하루라도 빨리 밝히는 것이 오히려 상대방을 배려하는 행동이라고 말해주었다. 그와 함께 커밍아웃의 방법과 날짜를 정하고 나서 다른 문제를 상담했다.

그는 자신의 사랑이 가족과 주변 사람에게 안겨줄 고통에 대해서도 염려하고 괴로워했다. 특히 아버지에게 얘기하는 것이 큰 문제였다. 사실을 털어놓으면 아버지가 자신을 버리고 다시는 보지 않을 것 같다며 손을 떨기도 했다. 아버지와의 관계를 고려할 때 직접 커밍아웃하는 것은 너무 힘든 과정이 될 것 같아서 가족 중에서 그에게 가장 따뜻한 사람이 누구냐고 물으니 어머니라고 했다. 그러면 어머니에게 먼저 말하고 도움을 청하는 것이 어떠냐고 하니, 그게 좋을 것 같다며 고개를 끄덕였다. 어머니에게 커밍아웃을 한 뒤 다시 논의하기로 하고 상담을 종료했다.

이후 간부는 진료를 받으러 오지 않았다. 어떻게 했는지 알 수 없지만, 적절히 대처했을 것이라고 믿는다.

성소수자는 정신질환자가 아니다

게이, 레즈비언, 양성애자, 트랜스젠더 등의 성소수자들은 정신질환자가 아니다. 정신질환으로 진단한 적이 있지만, 현재는 그렇지 않다. 성소수자들의 성별정체성과 성적지향성을 질환으로 규정하려면 과학적 근거가 필요한데, 많은 연구를 통해서도 그 근거를 찾을 수 없어 정신질환에서 제외되었다.

정신건강의학과에서도 성소수자들의 성향을 병으로 보지 않는다. 다만 그들이 겪는 정신적 고통을 진단하고 치료하는 것이다.

간부 5

여자로 살고 싶은 남자의 고백

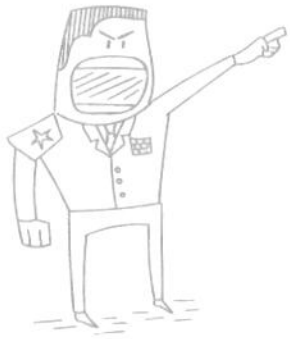

"진료가 아닌 개인적 상담도 받을 수 있나요?"

'진료가 아닌 상담'이라는 말이 의아해서 어떤 의미인지 물어보니, 기록이 남는 것을 원치 않는다고 대답했다. 진단명을 단순 상담으로 쓰고 의무기록 역시 최소한만 남기기로 했다. 기록이 남지 않으면 진단서 발급이나 약 처방이 어려울 수 있다고 알려준 뒤 진료를 진행했다.

간부가 방문한 이유는 성별불쾌감 때문이었다. 자신은 생물학적으로 남성이지만 본인이 느끼기에 여성성이 많은 것 같다고 했다. 섬세한 면이 남달라 여자로 태어나는 것이 더 낫지 않았을까라는 생각을 많이 했다. 남자로 태어났지만 성별은 여자였으면 하는 것이다. 이런 생각은 중고등학교 시절부터 시작되었는데, 최근 들어서 그런 생각이 더 확고해지는 것 같다고 했다.

그는 어릴 적부터 보수적인 조부모의 손에 키워졌다. 부모는 맞벌이로 늘 바빴다. 할아버지는 매우 가부장적이고 엄격한 분이었다. 남자는 주방에 들어가면 안 된다, 울면 고추 떨어진다며 남성성을 강조하는 경우가 많았다. 그런데 자신은 밖에서 뛰어 놀기보다 방에서 장난감이나 인형 등을 가지고 조용히 노는 것을 좋아했다. 그럴 때마다 할아버지가 남자 놈이 계집애처럼 굴면 남자 구실을 못한다며 밖으로 나가서 놀라고 호통을 치곤 했다.

초등학교 때 어머니가 직장을 그만두면서 부모와 함께 살게 되었다. 어머니는 조부와 달리 자신에게 성 역할을 강요하지 않았고, 장난감이나 인형 등을 가지고 노는 것을 용인했다. 호기심에 누나의 치마 등을 입고 있으면 웃으면서 예쁘다는 말도 해주었다. 그에 반해 할아버지와 비슷한 성향의 아버지는 그의 행동을 못마땅하게 여겼다.

초등학교 시절에는 그렇게 어머니와 함께 지내면서 큰 불편감이 없었는데, 중학생이 되고 사춘기가 오면서 점점 아버지처럼 변하는 자신의 몸을 보고 마음이 불편해졌다. 특히 다리에 나는 털이 보기 싫어 매일 면도기를 사용했고, 그 때문에 상처를 달고 살았다. 근육이 생기고 골격이 커지는 등 신체적 변화를 겪으면서 몸이 아름다운 여자로 태어났으면 어땠을까 하는 생각이 수시로 들었다. 하지만 그런 생각을 누구에게도 털어놓을 수 없었다.

대학에 진학한 그는 부모의 뜻에 따라 부사관에 지원했다. 떨어질 줄 알았는데 덜컥 붙었고, 엉겁결에 들어간 군대는 남자들 세상이어서 자신의 성향과 맞지 않는 부분이 많았다. 그래서인지 여자로 살고 싶다는 생각이 더 강해졌다. 성별불쾌감이 업무에 지장을 줄 정도는 아니었지만, 머릿속은 늘 혼란스러웠다. 군인으로 지내는 것이 옳은 일인지 고민만 커졌다. 인터넷을 찾아보니 트랜스젠더가 되는 방법도 이전보다 수월했고, 후기를 보면 나름 행복해 보여 성별을 바꾸는 것도 괜찮겠다는 생각이 들었다.

반대의 성이 되고 싶은 것은 잘못도 아니고 병도 아니다. 어떤 성별로 살아갈 것인지는 결국 본인이 결정해야 할 문제라고 알려주고, 다만 결정을 내리기 전에 정신건강의학과 전문의와 상담을 통해서 혹시 다른 정신건강의학적 문제가 없는지 확인해볼 필요가 있다고 조언했다. 혹 정신적 문제가 있거나 충동적으로 성전환을 할 경우, 이후에 후회할 가능성이 있고 정신적 고통이 따르기 때문이다. 그래서 정신건강의학과에서는 성전환을 준비하는 사람에게 상담이나 검사 등의 진료를 진행하면서 일정 기간 여장을 한 상태로 살아보게 한다. 생각이 바뀌면 되돌릴 수 있는 호르몬요법만 시행하면서 1년 이상 여성으로 살아보게 한 다음 되돌릴 수 있는 수술에 이어 마지막으로 되돌릴 수 없는 수술을 단계적으로 진행한다.

간부는 조언에 감사하다며 민간 병원에서 상담을 받아보고 결정하겠다고 말하고 진료실을 나갔다.

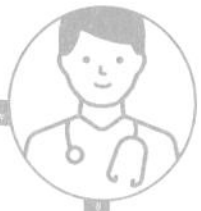

불편한 성별불쾌감

성별불쾌감이란 반대의 성이 되고 싶은 열망 또는 반대의 성이라는 생각이 지속되면서 타고난 생물학적 성이나 성별 역할에 대해 극도의 불편함을 느끼는 것이다.

앞에서 언급했듯이, 개인의 성별정체성이나 성적지향성 자체를 질병으로 진단하지 않지만, 성별정체성 때문에 심각한 정신적 고통을 받고 있으면 그 고통을 질병으로 간주하여 성별불쾌감이라는 진단을 내리고 치료한다.

5

모두가 궁금해하는 정신건강의학과 행정 절차

용사도, 간부도, 부모님도 모두가 궁금해하는

정신건강의학과 관련 행정 절차와 의문사항을 알아본다.

훈련병의 컴백홈,
입소장병 귀가제도

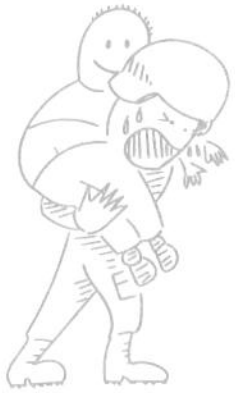

집을 떠나 훈련소에 들어오면 여러 가지 당황스러운 상황과 마주한다. '전우'라고 부르는 동기들과 함께 생활관에서 동고동락하며 아침에 눈을 떠서 잠자리에 들 때까지 하루 종일 모든 일과를 같이하게 되니 혼자만의 시간과 공간은 따로 존재하지 않는다. 이런 모든 상황이 낯설고 불편하여 몸과 마음이 다치기 쉽고, 실제로도 이런저런 상처를 받게 된다. 또 평소에는 모르고 지내던 고혈압이나 당뇨, 신장질환 등 내과적 질환뿐만 아니라 추간판탈출증 같은 외과적 질환이 이 시기에 발견되기도 한다. 그러한 상태에서 훈련을 강행하면 더 큰 사고가 날 수 있다. 그래서 군대에서는 입소 후 일주일이라는 기간을 두고 건강상 문제가 발견되면 귀가를 시켜 치료를 받고 나서 재입대할 수 있게 조치하는데, 이를 '입소장병 귀가제도'라고 한다.

적지 않은 훈련병들이 이 시기에 집으로 돌아가는데, 그중에는 정신건강의학과적 사유로 귀가하는 경우도 있다.

많은 사람이 우울감과 우울증을 같다고 생각한다. 하지만 다르다. 우울감은 스트레스나 고통의 상태에 놓인 사람이 일시적으로 느낄 수 있는 자연스러운 감정이다. 이러한 우울감이 일정 기간 지속되면서 일상생활에 많은 지장을 초래할 때 우울증, 즉 우울장애라는 질환으로 진단한다.

입소 초기에 우울감과 불안감, 긴장, 두려움, 공포심, 후회 등의 복잡한 감정을 느끼는 것은 일반적인 일이다. 그런데 정상적인 감정과 정신질환의 차이를 잘 몰라서 정신질환이 생겼다고 오해하곤 한다. 진료실에 찾아오는 훈련병들 중 많은 경우 군대에 들어와서 우울증이나 조울증, 공황장애에 걸렸다고 호소하는데, 사실은 일시적으로 느끼는 감정일 때가 많다. 이는 '질환에 의한' 귀가 사유에 해당하지 않는다.

종종 이 제도를 악용하는 친구들이 있다. 입소장병이 귀가하려면 병무청에서 발급한 병적기록지를 첨부해야 하는데, 이 기록지에는 입대하기 전에 받았던 병무청 검사 결과와 기타 기록들이 상세하게 적혀 있다. 입영연기나 귀가를 몇 차례 했었는지도 전부 나와 있다. 그런데 가끔 정신질환이 있는 것처럼 연기해서 정신건강의학과 군의관을 속이고 귀가하려는 훈련병들을 만난다. 심지어 거친 말투에 욕을 섞어 말하는 친구도 있다. 얼마나 힘들면 그럴까 싶은 마음이 들기도 하지만, 국방의 의무는 하고 싶지 않다고 해서 대충 넘어갈 수 있는 일이 아니다.

정신질환 때문에 귀가하게 되면 집으로 돌아가 재입대하기 전에 반드시 정신건강의학과 진료를 받아야 한다. 해당 지역의 병무청에 문의하거나 집에서 가까운 정신건강의학과 병원에서 진료를 받을 수 있다. 진료에 시간이 더 필요하면 반드시 해당 지역의 병무청과 상의를 거쳐야 한다.

현역복무부적합심사는 어떻게?

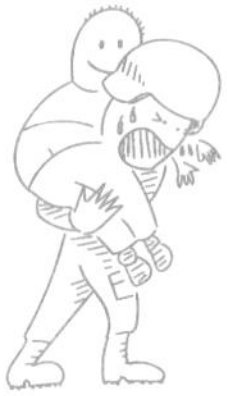

현역복무부적합심사는 군생활을 더 이상 지속하기 힘든 용사들에게 보충역인 사회복무요원으로 전환하거나 전시근로역으로 병역을 면제해주는 제도다. 기본적으로 지휘관의 지휘부담을 근거로 심사가 시작되는데, 지정된 몇 가지 사유 중에서 의학적인 부분은 신체적인 것과 정신적인 것으로 나뉜다.

현역복무부적합심사는 육 · 해 · 공군이나 각각의 부대 상황에 따라 조금씩 다를 수 있지만 크게 2단계에 걸쳐 이루어진다. 1단계에서 군단 · 사단 · 여단급 심의를 통해 부적합으로 결정되면 2단계인 육 · 해 · 공군 본부에서 최종 심의를 진행한다. 최종 심의에서 적합으로 판정되면 원래 부대로 복귀하게 되고, 부적합으로 결정나면 군대를 떠나게 된다.

소속 부대에서 현역복무부적합심사를 진행할 때에는 본인 진술서와 의료기록, 주변인 진술서 등을 제출하고 심사위원들이 현역복무 적합 여부를 결정한다. 여기서 부적합으로 결정하면 본부 등에서 다시 현역복무부적합심사를 진행하는데, 그 과정은 대동소이하다. 관련 자료를 제출하고, 병역심사관리대에 입소하여 관찰 및 평가를 받은 뒤, 심사위원들이 회의를 통해 현역복무 적합 여부를 판정하고, 부적합이면 보충역인지 전시근로역인지를 추가로 결정한다.

그린캠프와 블루캠프는 군생활에 어려움을 겪는 용사들의 건강을 회복시키기 위한 것으로, 병역 처분을 바꾸기 위한 현역복무부적합심사와는 존재 목적이 다르다. 캠프를 거치지 않았다고 해서 현역복무부적합심사를 받지 못하는 것은 아니다. 하지만 현역복무부적합심사에서 캠프의 입소 여부를 확인한다. 군생활에 적응하려고 노력했는지를 보는 것이다.

육 · 해 · 공군의 병역심사관리대에서 처리할 수 있는 수준을 넘어서는 심각한 문제를 가진 용사는 병역심사관리대의 평가를 거치지 않고 바로 본부의 현역복무부적합심사를 받을 수 있다. 하지만 매달 열리는 날이 따로 정해져 있어서 병역심사관리대를 거치지 않는다 해도 즉시 심사를 받을 수 있는 것은 아니다.

현역복무부적합심사를 받는 용사의 절반 이상이 정신건강의학과의 진단서를 제출한다. 전부터 정신질환이 있어 치료를 받다가 증상이 좋아지지 않아 심사를 받는 경우도 있지만, 대부분은 군대라는 환경에서 비롯된 적응장애로 진단을 받은 경우다. 그래서 일부는 충분한 기간의 진료를 받지 않고 형식적인 진단서를 제출하여 심사를 받기도 한다.

현역복무부적합심사를 위한 진단서 발급 요청이 일반적인 이유는 심사를 시작하는 근거가 지휘관의 지휘부담이기 때문이다. 심사를 시작하려면 지휘관이 먼저 지휘가 어려운 근거를 제시해야 하는데, 진단서만큼 쉽게 납득시킬 수 있는 방법이 없기 때문이다. 특히 정신건강의학과 진단서는 특별한 검사 결과 없이도 발급받을 수 있고, 다른 과에서는 설명할 수 없는 이상한 행동의 요인에 대한 근거로 삼기도 쉽다. 같은 이유로 병역심사관리대는 의료기관이 아니지만 군의관이 배치되며, 군의관 중에서도 정신건강의학과 군의관만 배치된다.

문제는 정신건강의학과 진료는 최소 10분 이상의 면담이 필요한데, 실제 환자뿐 아니라 현역복무부적합심사를 목적으로 오는 용사가 너무 많아 정상적 진료가 불가하다는 점이다. 대한민국에서 20대 남성이 가장 많이 정신건강의학과 진료를 받는 곳이 군대다. 예약이 늘 꽉 차 있다 보니 치료만 받으면 군생활을 잘할 수 있는 환자들도 충분한 진료를 받지 못해 현역복무부적합심사를 받게 된다. 간부가 동행해야 하는 부담도 진료를 어렵게 하는 요소로 작용한다.

상황이 이렇다 보니 군대에서는 정신건강의학과와 환자에 대한 부정적 시각이 강하다. 진짜 환자와 현역복무부적합심사를 목적으로 오는 용사가 모두 진료를 받기 때문이다. 같은 부대의 용사 입장에서는 병역을 성실하게 수행하지 않는 사람이 정신건강의학과에 다니는 것으로 보여 싫어하게 된다. 간부 역시 용사의 입장에 더해서 관리의 어려움까지 있으므로 반감을 갖게 된다.

대한민국에서 병장 만기전역의 의미는 독특하다. 군생활을 큰 문제 없이 마무리할 수 있는 정도의 사람이라는 의미로, 군대를 다녀온 사람은 병장 만기전역인 사람과 아닌 사람의 차이를 암묵적으로 안다. 사회적 인식이 그러하므로 되도록이면 만기전역을 하는 것이 좋다. 그런 면에서 정신건강의학과 치료를 잘 받으면 얼마든지 만기전역할 수 있는 용사들이 현역복무부적합심사를 거쳐 중간에 전역하는 현실은 용사 개인의 삶과 국가의 인적자원관리 차원에서 아쉬움이 남는다. 또한 현역복무부적합심사로 정신건강의학과에 대한 편견이 생기고, 이 때문에 진료가 필요한 간부들이 정신건강의학과를 외면하게 되는 점도 안타깝다.

남자라면 누구나 군생활을 잘해야 한다는 말은 옳지 않다. 왜냐하면 군생활은 특수해서 모두가 잘할 수 없기 때문이다. 잘하지 못한다고 해서 실패자가 되는 것도 아니다. 중요한 것은 끝까지 존재하며 견디는 경험을 하는 것이다. 정신건강의학과 전문의로서 장병들에게 군인의 역할과 자리를 무사히 지켜준 것만으로도 잘했다고, 수고했다고 말해주고 싶다. 어떤 환경에서도 잘 살아갈 수 있다는 믿음과 응원을 보낸다.

현역복무부적합심사 후 사회에 나간 이들의 후기

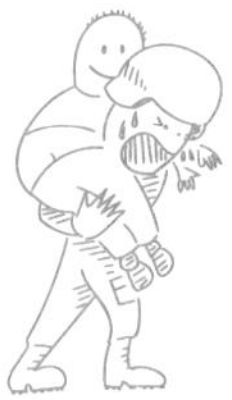

군병원 진료는 전역 후 6개월까지 받을 수 있다. 간혹 현역복무부적합심사를 통해 사회로 나간 친구들이 진료실로 찾아와 이야기를 들려주곤 하는데, 그중에서 소개하고 싶은 내용이 있다.

K는 씩씩하고 잘생긴 젊은이였다. 군생활에 적응하는 게 너무 어렵다고 말했지만, 사실 그의 고통은 스스로 만드는 부분이 있었다. 그는 자기 자신에 대한 평가가 엄격한 편이었다. 조금이라도 실수하거나 전우들과 어울리는 데 어려움이 있으면 스스로를 심하게 채찍질하곤 했다. 충분히 자신감을 가져도 될 친구였지만, 늘 스스로 못난 사람이라고 생각했다. 점점 우울감에 빠져들었고, 심할 때는 분노를 참지 못해 주먹으로 벽을 쳐서 손

이 부러지는 일도 있었다. 군대가 자신을 우울하게 만들었기 때문에 군대를 벗어나면 모든 게 해결될 거라고 말하며, 군생활을 포기하는 길을 택했다. 결국 현역복무부적합심사에서 부적합 판정을 받아 전역했고, 이후에 진료실을 방문했다.

그는 전역 후 초기에는 지긋지긋한 군대를 벗어난 해방감에 살 만했다고 말했다. 머리도 기르고 화려한 패션에 최신 스마트폰을 들고 다니며 자유를 만끽했다. 뭐든 열심히 하면 못할 게 없을 것 같았고, 학원을 다니며 아르바이트를 겸하기도 했다. 그의 말을 들으며 속으로 다행이다 싶었지만, 한편으로는 궁금한 점도 없지 않아 다음에 오게 되면 부모와 함께 와 달라고 이야기했다.

한 달 후쯤 K와 부모가 진료실로 찾아왔다. 그런데 부모의 얼굴이 어두웠다. 말을 들어보니 K가 다시 무기력한 모습을 보인다는 것이었다. 불규칙한 생활로 낮과 밤이 바뀌었고 담배도 늘었다고 했다. 보다 못해 잔소리를 하면 말싸움으로 이어졌다. 군대를 벗어나는 것이 만병통치약은 아니었던 것이다. K의 이야기를 들으며 마음이 편치 않았다.

환경이 한 사람의 인생에 주는 영향은 크다. 하지만 가장 큰 영향을 주는 것은 자기 자신이다. K는 군대에서도 우울증이 자신을 괴롭힌다는 사실을 깨달을 수 있었지만, 모든 것을 군대 탓으로 돌리는 바람에 그 기회를 놓쳤고 사회에서도 똑같은 과정을 반복하고 있었다. 그와 부모에게 치료를 꾸준히 받으라고 당부하고 작별 인사를 나누었다.

L은 처음에 군을 신뢰할 수 없다며 찾아온 용사였다. 신뢰하지 못한다면서 군병원에는 왜 왔을까 의문이 들었지만, 일단 그의 이야기를 들었다.

그는 훈련소에서 훈련을 받다가 다쳐서 정형외과 등의 진료가 필요한 상태였다. 하지만 치료받지 못한 채 자대배치를 받게 되었고, 자대에서 외진을 보내주었지만 낫지 않아 계속 진료를 받아야 했다. 부대 사람들은 그런 L을 아프기만 한 존대로 취급했고, 그는 그렇게 외톨이가 되어갔다.

L은 자신을 있는 그대로 봐주지 않는 사람들과 군에 대한 분노가 커졌다. 설상가상으로 현역복무부적합심사까지 미뤄져 분노가 거의 극에 달하게 되었고, 정신건강의학과 상담과 약물치료를 받았음에도 불구하고 중도에 전역하게 되었다.

전역 후의 삶은 그전의 생각과 많이 달랐다. 친구와 친척들이 왜 일찍 전역했는지 물어보는데 딱히 할 말이 없어 주로 집에서만 생활하게 되었다. 그러면서 군대에 있었을 때 몰랐던 만기전역의 의미를 깨달았다, 또한 정신건강의학과 진단을 통한 현역복무부적합심사로 나왔을 때 가질 수 없는 직업이 있다는 말을 듣고 상심이 커졌다. L은 이제 외로움과 절망감, 패배감을 느꼈고, 계속해서 진료를 받아야 하는 상태였다.

그에게 현재 복용하는 약물을 줄이고 꾸준히 병원에 방문해줄 것을 요청했다. 생각보다 심각한 수준이었기 때문이다. 그 후 L은 조금씩 건강을 회복하는 모습을 보였다.

군생활 중에 함께 지내던 전우가 현역복무부적합심사를 받고 전역하는 것을 보면 부러움을 느낄 수 있다. 정신건강의학과 진료실에서도 그런 감정을 표현하는 용사들이 많다. 실은 정신건강의학과 군의관도 별반 다르지 않다. 용사들보다 생활이 편한 점은 있지만 38개월을 근무하다 보면 지치기 마련이어서 포기할까 하는 마음이 고개를 드는 순간이 온다. 만기 전에 전역하고 나가도 의사로서의 삶에 큰 문제는 없다. 하지만 참고 끝까지 군생활을 해나간다. 이유는 간단하다. 해야 하는 일을 피하기 시작하면 인생이 틀어진다는 것을 알기 때문이다.

군생활이 너무 고통스러우면 현역복무부적합심사를 고려할 수 있다. 그러나 전역하는 용사를 보고 자극을 받아 충동적으로 현역복무부적합심사를 신청하는 것은 바람직하지 않다. 의무적으로 보내야 하지만 인생에 두 번 다시 오지 않을 '특별한' 시간을 저버림으로써 하고 싶지 않은 후회를 하게 될지도 모르니까 말이다.

군 정신건강의학과에 대한 오해와 편견

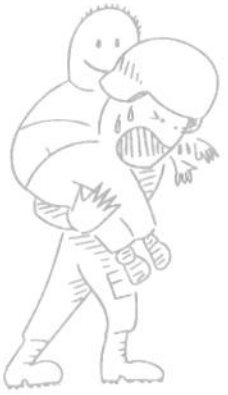

진료실에서 용사들을 만나다 보면 정신건강의학과에 대한 오해와 편견을 접하게 된다. 이미 언급한 내용도 있지만, 대표적으로 간추려 소개하면 아래와 같다.

첫째, 진료를 받으면 기록이 남는다?

군대에서 진료받은 사실은 사회에서도 알 수 있느냐는 의미의 질문이다. 그렇지 않다. 군 의료체계는 민간 의료체계와 연동되지 않는다. 군 정신건강의학과에서 받은 진료는 당사자가 누군가에게 말하지 않으면 아무도 알 수 없다. 다만 군의관이 진료한 내용을 전산시스템에 기록으로 남기는데, 이것을 '의무기록'이라고 한다. 하지만 외부에서는 아무도 조회할 수 없고, 군 내부에서도 기록을 작성한 군의관만 확인할 수 있다. 또한 환자 본인의 동의 없이 외부로 유출하는 것은 불가능하며, 회사에 취직할 때나 학교에 입학할 때 다른 사람이 조회하는 것도 있을 수 없다.

둘째, 약효가 떨어진다?

아니다. 군에서 처방하는 약은 민간의 약과 거의 동일하다. 과마다 약간의 차이가 있을 수 있으나, 정신건강의학과 약은 민간 병원과 별 차이가 없다. 희귀한 질병이나 치료 목적이 아닌 삶의 질을 높이는 데 쓰이는 검사나 약이 미비할 뿐이다. 그런데도 군의관에 대한 가족들의 불신은 큰 편이다. 심지어 의사가 아니라 의대생이 실습하는 것으로 알기도 한다. 사실이 아니다. 군의관은 의사국가고시에 합격하여 면허를 받은 뒤 유수의 대학병원에서 수련을 거쳐 전문의를 취득한 의료전문가다.

셋째, 진료시간이 너무 짧다?

이에 대해서는 해명이 필요하다. 용사들은 다소 긴장한 상태로 진료를 받으러 갔는데, 대기하는 사람은 너무 많고 진료시간도 짧게 느껴졌을 수 있다. 군의관이 내 이야기를 충분히 들어주지 않는 것처럼 보일 수도 있다. 여기에는 나름의 사정이 있다. 군대는 현실적으로 한정적인 전문의 자원과 의료진으로 최대한의 효율을 이끌어내야 한다. 게다가 민간 병원에서는 하지 않는 현역복무부적합심사나 정밀신체검사까지 수행해야 한다. 그런 만큼 환자 한 명당 허용되는 진료시간이 줄어들게 된다. 따라서 정식으로 정신치료를 받고 싶다면 군병원보다는 의무대나 민간 병원의 정신건강의학과를 이용하는 것이 나을 수 있다.

넷째, 폐쇄병동은 감옥 같은 곳?

아니다. 폐쇄병동도 병원의 일부다. 이름만 들으면 왠지 살벌한 곳 같지만 실제는 그렇지 않다. 폐쇄병동은 입원이 필요할 정도의 정신적 어려움을 겪는 환자들을 분리시켜 안전하게 보호하는 곳이다. 군병원마다 환경은 조금씩 다를 수 있지만 비슷한 증상과 스트레스를 가진 용사들이 입원하기 때문에 서로 대화를 나누면서 공감을 받고 위로를 얻는다. 또 간호장교들과 정신건강의학과의 기본교육을 받은 의무병, 주무관들이 교대로 24시간 근무를 하며 보살피기 때문에 의학적 처치를 안전하고 효과적으로 받을 수 있다.

군병원보다는 민간 병원이 입원치료에 더 낫다고 생각하는 부모들이 있지만 그렇지 않다. 민간 병원은 다양한 증상의 남녀노소 환자들이 함께 입원하기 때문에 같은 용사들끼리 지내는 군병원보다 적응하기가 어렵고 괴로울 수 있다. 실제로 민간 병원에 갔다가 다시 군병원으로 돌아오는 경우가 많다. 강제로 감금하지 않으며 용사 본인이 원하면 퇴원할 수 있다. 그 사실을 잘 모르는 부모들에게 폐쇄병동 견학의 기회를 드리기도 한다.

정신건강의학과 군의관들은 성심을 다해 진료한다. 장병에게는 첫걸음일 수 있는 한 번의 진료가 장병의 건강과 인생에 결정적 영향을 미칠 수 있다는 점을 명심하여 말과 행동 하나하나에 진심을 다한다.

진단명은 간단한 문제가 아니다

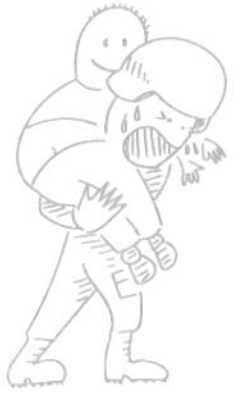

진료실에서 자주 듣게 되는 질문 중 하나는 '진단명이 무엇인가?'이다. 그에 대한 군의관의 대답은 '글쎄…'이다. 환자가 궁금해하는 점에 대해 의사는 명확한 답을 주어야 하지만, 정신건강의학과에서는 꼭 그렇지만은 않다.

정신건강의학과에서는 짧은 시간 안에 확실한 진단을 내릴 수 없다. 혈액검사나 영상의학검사 등의 가시적 검사 결과로 진단하는 내과나 정형외과와 달리 충분히 면담하고 살펴서 진단하게 된다. 법적인 문제 때문에 정신질환 여부를 판단하는 '정신감정'의 경우만 해도 2~4주 정도 폐쇄병동에 입원시켜 매일 관찰하고 면담하여 진단서를 작성한다. 군병원에서는 진료할 수 있는 시간이 짧은 데다 현역복무부적합심사를 위해 방문했을 가능성도 염두에 두어야 하기 때문에 진단에 많은 시간이 걸린다.

대략적인 진단은 면담이 끝날 때쯤 나올 수도 있다. 하지만 이것을 말해주는 것은 또 다른 문제다. 용사들이 가장 듣기 싫어하는 '폐급'이라는 말처럼, 군의관이 내리는 진단이 군대에서 일으키는 영향이 실로 크기 때문이다.

첫째, 젊은 용사들이 자칫 큰 상실감에 빠지거나 충동적 행동을 할 가능성이 있다. 정신건강의학과에 대한 사회적 편견과 낙인, 부족한 의학지식 등으로 해당 용사에게 지울 수 없는 상처를 줄 수 있기 때문이다. 둘째, 군대조직의 특성상 용사에 대한 진단과 치료 경과 등에 대한 비밀보장이 이루어지지 않을 수 있다. 그렇게 진단명이 알려지거나 잘못 전달되면 용사의 군생활을 난관에 빠뜨리게 된다. 셋째, 보호자가 반발하는 일이 생길 수 있다. 보호자의 역할이 무엇보다 중요한데, 어쩌다 보호자가 진단명을 잘못 전달받고 군부대 전체를 불신하여 문제를 크게 키우는 경우가 있다. 그것이 필요한 치료와 절차를 지연시키는 원인으로 작용한다.

진단명을 알려주는 것은 그리 간단한 문제가 아니다. 비단 위와 같은 이유들 때문만이 아니다. 20년 이상 쌓아온 인생을 5분여 만에 진단하는 것이 과연 옳은 일일까? 가장 중요한 것은 이야기를 나누는 것이다. 우울장애나 불안장애라는 진단명으로 설명하는 것이 아니라 지금 어떤 어려움을 겪고 있으며 필요한 도움이 무엇인가를 확실히 알고 돕는 것이 가장 중요하다. 그래서 군의관은 오늘도 신중하고 싶다.

6

보호자가 반드시 알아야 할 것

용사가 입대하면 보호자는 늘 걱정이다.

연락도 쉽지 않을뿐더러 군의 정신건강의학과 진료체계를 잘 모르기 때문이다.

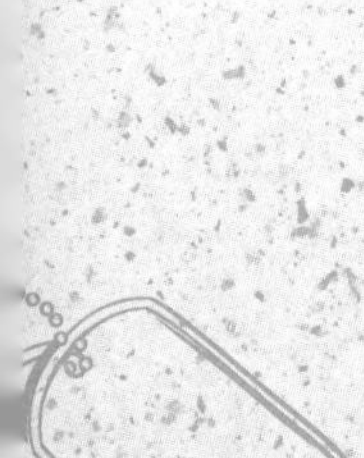

입대한 자녀에게 정신질환이 생겼을 때

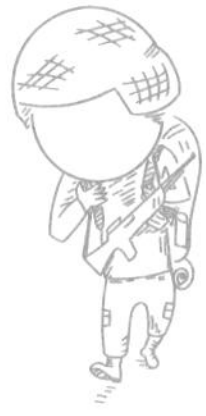

건강했던 자녀가 군대에서 정신질환을 앓게 되면 부모는 걱정이 많을 수밖에 없다. 자녀가 정신적으로 힘들어하면 의무대나 군병원의 정신건강의학과 진료를 받게 하는 것이 우선이다. 군의관을 만나지 않고는 치료도, 인사행정 절차도 진행할 수 없기 때문이다.

정신건강의학과에서 명확한 진단이 나오면 용사와 보호자의 동의하에 약물치료나 정신치료 등을 시행한다. 부대장이 승인하면 민간 병원의 진료도 가능하다. 다만 군병원에서 진료할 수 있는 상황에서 민간 병원의 진료를 희망하면 그에 따르는 비용은 자비로 부담해야 한다. 물론 국민건강보험의 적용을 받을 수 있다.

진단 결과, 현역복무가 어려운 정도의 신체급수가 나오면 군병원에서 의무조사를 받고 의병전역을 하게 된다. 의무조사는 원칙적으로 전역할 대상자들의 공상(공무로 인한 부상이나 장애), 비공상(개인적 잘못이나 실수로 인한 부상이나 장애) 여부를 판단하고 보상 등을 결정하는 절차다. 물론 의무조사를 받아도 본인이 희망하고 심의에서 승인을 받으면 현역으로 계속해서 복무할 수 있다. 또 입대 전에는 경미하거나 일상생활에 문제가 되지 않는 정도여서 본인 또는 주변에 인지되지 않았으나, 군생활로 증상이 악화되어 업무와 일상에 지장을 주고 진료를 요하는 정도가 되었다면 공상으로 인정되어 규정된 보상을 받을 수 있다. 만약 의무조사 대상자가 될 정도의 신체급수가 아니라면 치료를 받으며 계속 복무하면 된다.

군에서는 용사를 최대한 치료해서 복귀시키려고 노력한다. 그런데 용사들이 겪는 고충의 대부분은 병영생활 자체에서 비롯되는 경우가 많다. 생활관에서 나타나는 간부와의 갈등, 선후임과의 성향 차이, 출처를 알 수 없는 악의적 소문 등으로 힘들어하는 것이다. 그럴 경우에는 그곳에서 벗어나게 하는 것이 도움이 된다.

생활관에서 나와 휴식과 치료에 집중할 수 있게 만든 제도가 '그린캠프'(해군에서는 '블루캠프')인데, 집단생활에서 오는 스트레스를 풀어주고 각종 프로그램을 통해 재활을 유도한다. 하지만 캠프에서 복귀했을 때 자대의 용사들이 부적응자, 기피자라는 편견을 가질 수 있고, 이것이 캠프 입소를 꺼리게 하는 원인이 되기도 한다.

캠프를 거친 후에도 병영생활을 어려워하는 인원은 지휘관의 판단과 용사 본인의 희망에 따라 현역복무부적합심사를 받을 수 있다. 이 심사에서 현역으로 계속 복무, 보충역 편입, 전시근로역 편입 3가지 중 하나를 결정한다. 심사를 받은 용사 모두가 보충역이나 전시근로역 판정을 받는 것은 아니며, 정신건강의학과 질병의 특성상 일정 기간의 관찰을 위해 판정을 유보할 수도 있다.

정신건강의학과 진료는 간부들의 책임 회피?

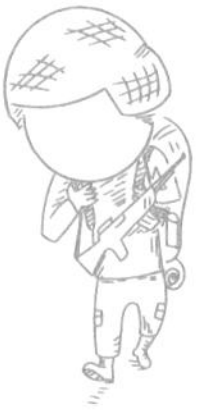

"혹시 우리 부대 정신건강의학과 군의관 아닌가?"

점심시간에 근처 카페에서 커피를 마시고 있는데, 시끌벅적한 자리에 앉아 있던 중령님이 다가와서 말을 붙였다. 무슨 일인지 물어보았다.

중령님은 부모와 말이 잘 통하지 않으니 자기네 테이블로 와서 오해를 좀 풀어줄 수 있느냐고 물었다. 자리를 옮겨 한 용사의 부모에게 군의관이라고 소개하고 자초지종을 들으니 상황이 좀 복잡하기도 하고 부모의 오해도 있었다.

자녀를 군대에 보낸 부모들은 언제나 걱정이 많다. 밥은 잘 먹는지, 너무 위험한 일을 하는 건 아닌지, 사람들과 잘 지내는지…. 그럴 만도 한 것이 대부분의 용사들이 고등학교를 졸업하고 1~2년 안에 입대하기 때문에 부모 입장에서는 아직 성인이라는 생각이 들지 않는 것이다.

지금의 군대는 1950~1960년생 부모 세대의 군대와 문화 자체가 많이 다르다. 과거의 군대는 얼차려뿐만 아니라 폭력적인 방법으로 군기를 잡았고, 외부와의 연락도 거의 불가능하고 인권에 대한 인식 수준도 지금 같지 않았다. 당시 군대를 다녀온 분들 중에 부조리를 경험하지 않은 사람은 거의 없을 것이다. 게다가 그때는 성인 남자 인구가 많아서 현역으로 입대하는 비율이 현재보다 훨씬 낮았다. 그래서 현역복무가 갖고 있는 나름의 장점도 군대에 가지 않은 사람들에게 더 부정적으로 비치곤 했다.

30~40년 전에 군생활을 한 부모들은 현재 장병들의 생활에 대해 잘 모르거나 오해하는 부분이 많다. 가장 흔한 오해는 군대를 학교로 생각하는 어머니와 부조리가 만연하다는 아버지의 인식이다.

입대한 자녀가 군생활에 잘 적응하면 이런 오해들이 대부분 풀린다. 요즘에는 군대에서 스마트폰을 사용할 수 있기 때문에 연락도 자유로운 편이다. 전에는 연락이 안 되면 '혹시 무슨 일이 있어 연락을 못하게 하는 것이 아닌가?' 하며 의심하거나 원망했지만, 지금은 그런 오해를 할 이유가 없다. 그에 반해 자녀가 잘 적응하지 못하면 군에 대한 오해가 더 커진다. 용사가 군생활이 어렵다고 직접 말하는 경우도 있고 간부가 연락해서 알리는 경우도 있지만, 결국에는 부모가 자녀와 간부 모두에게 연락하게 된다. 문제는 자녀와 간부의 말이 다른 데서 오는 오해다.

이 용사의 경우도 마찬가지였다. 그는 학창 시절에 따돌림을 당한 경험이 있었고, 군에서도 동기들로부터 같은 일을 당하고 있었다. 참다못한 용사가 부모에게 연락했고, 부대에서는 도움배려용사로 그를 관리하게 되었다.

도움배려용사제도는 간부들이 특별히 신경 써야 할 용사를 선정하여 등급을 조정하고 필요한 지원을 한다. 하지만 간부가 할 수 있는 수준과 범위는 부모의 기대에 못 미칠 수밖에 없다. 본인의 업무가 있는데 해당 용사를 따라다니면서 일일이 거들어주고 동기들과 잘 지내도록 안내할 수는 없는 노릇이다.

어쨌든 상황은 나아지지 않았고 용사도 힘들어하여 부대에서 정신건강의학과 진료를 권유했는데 부모가 절대 안 된다며 직접 부대를 찾아왔다.

부모는 간부들의 잘못으로 따돌림이 일어났다고 주장하며 자녀가 미성년자일 때 학교 선생님에게 따지듯이 말했다. 하지만 용사는 엄연한 성인이고 군대 역시 수업을 받는 곳이 아니라 국가를 위한 임무를 수행하는 조직이다. 잘못이 있다면 가해자들에게 있는 것이지 간부들 탓으로 돌릴 일이 아니다. 그런데도 부모는 정신건강의학과 진료를 받게 하는 것은 군대와 간부가 잘못한 책임을 회피하는 것이라는 주장을 굽히지 않았다. 심정은 이해하지만 지나친 말이다. 게다가 책임과 진료는 상관이 없다. 다리를 다치면 정형외과에서 치료를 받고, 마음을 다치면 정신건강의학과에서 치료를 받는 것이다.

용사의 부모에게 관련 설명을 하고 정신건강의학과 진료를 막는 것은 아들에게 도움이 되지 않는다고 말했다. 원한다면 군에서 진료를 받고 추가 진료가 필요하다는 소견서를 받아 외부 병원에서 진료를 받는 방법도 있다고 알려드렸다.

확인차 이것저것 물어보던 부모는 한숨을 쉬며 말했다. 학교에 다닐 때도 따돌림을 당해 부모로서 죄책감이 컸고, 주변에서 군대에 갔다 오면 사람이 달라진다고 해서 기대하고 보냈는데 또 따돌림을 당해 너무 가슴이 아프다고 했다. 그래서 억울한 마음에 괜히 간부들에게 화를 낸 것 같다며 미안하다고 사과했다.

서로 오해를 풀고 부모가 동의하여 그 용사는 의무대를 거쳐 군병원에서 진료를 받게 되었다.

이유 있는 부모들의 편견에 대한 해명

대한민국 부모들은 군 정신건강의학과에 대해 이런저런 편견을 갖고 있다. 한번 약을 먹으면 중독되어 끊을 수 없다거나 기록이 남아서 사회활동에 악영향을 준다는 편견이 대표적이다. 왜 이런 편견이 생겼을까?

과거에는 조현병(정신분열병) 같은 중증 정신질환이 있는 사람만 정신건강의학과에 왔다. 그들은 초기에 항정신병 약물로 치료를 받았는데, 멍해지거나 침이 흐르는 부작용이 있었고 이런 모습을 본 사람들이 정신건강의학과 약은 독하다는 편견을 갖게 되었다. 그러나 신약이 나와 이 같은 부작용이 줄어들었다. 항정신병 약물이나 항우울제, 항불안제도 부작용과 중독성이 거의 없다. 정신건강의학과 약에 대해 걱정하지 않아도 된다.

의료기록도 걱정할 필요가 없다. 정신건강의학과의 진료기록은 본인의 동의 없이 열람할 수 없다. 예외는 법원뿐이다. 어떤 기업도, 기관도 볼 수 없고, 전산으로 기록을 보는 것도 불가능하다. 국군수도병원이나 국군대전병원 같은 군병원의 기록도 마찬가지다. 의무대 등 부대 안의 의료시설에서 진료받은 경우 그 기록은 담당 군의관 외에 아무도 볼 수 없다.

7

아프지 말고
선택한 삶을 살아요

군의관들의 오랜 바람

현재 군의 정신건강의료체계는 몸집을 줄이고 집중화를 꾀하는 중이다. 널리 분산되어 있는 정신건강 의료인들을 모으고, 각종 예산과 의료장비, 입원시설을 통합, 운영할 계획이다. 현재 전국에 퍼져 있는 군병원의 자원들을 모아서 민간 병원급 정신건강의학과 진료 능력을 갖춘 군병원을 전국에 3~4개 정도 설립하는 작업을 추진하고 있다. 하지만 좋은 의도와 달리 이 시대에 필요한 변화를 충실히 반영하지 못하는 부분이 있다.

마음이 아픈 군 장병에게 필요한 것은 멀리 있는 유명 병원이나 명의가 아니다. 정신건강의학과는 무엇보다 자주 이용할 수 있어야 한다. 그런데 진료에 많은 시간이 걸리고 간부도 동행해야 하는 만큼 먼 곳에 있으면 이용하기가 어렵다. 언제든 가까이에서 필요할 때 도움을 받을 수 있는 시설환경이 필요하다.

국군수도병원 정신건강의학과에 가보면 이 말을 쉽게 이해할 수 있다. 그곳의 전문의들은 전 군에서 몰려오는 환자들을 치료하기 위해 고군분투하고 있지만, 한 곳에 집중되는 수요를 감당하지 못해 늘 허덕인다. 실제로 환자 한 명을 보는 데 쓸 수 있는 시간이 5분이 채 되지 않을 때가 대부분이다. 또 환자들이 진단서를 요청하기 때문에 되도록이면 묻는 말에만 대답하도록 정중하게 부탁할 수밖에 없다. 전국이 아닌 도 단위를 담당하는 군병원은 대구, 부산, 함평 등에 있는데, 만약 이 병원들의 기능이 축소된다면 통합된 병원에서 제대로 된 진료를 하기가 더 어려울 수 있다.

일선 부대에서는 자살 시도나 자해를 하는 용사들을 군병원의 정신건강의학과에 입원시켜 치료받게 하기를 원한다. 사실 이것이 군 정신건강의학과의 최우선 과제다. 그런 의미에서 민간 병원급 정신건강의학과 진료 능력을 보유한 군병원의 설립은 더 많은 인원을 수용 가능하게 함으로써 당면한 과제를 해결하는 방향으로 가는 것이다. 또한 군 의료시설은 군의관, 간호장교와 군무원, 의무병을 중심으로 운영되지만, 폐쇄병동 등을 효과적으로 운영하려면 간호사, 의료기사, 약사, 간호조무사 등이 반드시 필요한데, 모든 군병원에 분산하기보다 지정된 몇 개의 병원에 집중하여 충원하는 것이 효율적일 것이다. 그렇지만 군에서 발생하는 정신건강문제는 자살이나 자해 시도를 막는 것이 전부가 아니다. 우울증이나 공황장애를 비롯한 다양한 정신질환이 호발하고, 용사뿐만 아니라 간부들도 고통을 받고 있는데, 최우선 과제의 해결에만 초점을 맞추면 일선 정신건강의학과의 환자들을 포기하는 셈이 된다. 이는 결국 용사와 간부들의 정신건강에 소홀하게 되고, 중간에 병역을 그만두는 용사를 늘리는 결과를 낳을 수 있다.

현역복무부적합심사도 군의 정신의학적 관점에서 필히 수정되어야 한다. 현역복무부적합심사규정 어디에도 정신건강의학과 군의관의 진단서 및 소견서(이하 '진단서')가 필요하다는 내용이 없는데도 신체질환이 없을 경우 정신건강의학과 진료를 받게 해서 진단서 등을 제출하게 하고 있다. 대부분의 부대에서 관행처럼 이루어지다 보니 용사들도 현역복무부적합심사를 받으려면 정신건강의학과 진단서 등을 첨부해야 한다고 생각한다. 심지어 여러 곳에서 진단서를 많이 받는 것이 도움이 된다고 알고 있어 군병원 정신건강의학과의 진료를 마비시킨다. 앞에서 언급한 것처럼, 정신건강의학과와 현역복무부적합심사가 하나인 것처럼 인식되어 정신건강의학과에 대한 편견이 심해지고 정작 치료받아야 할 사람은 치료받지 못하고 있다.

현역복무부적합심사를 위한 진단서 등의 기준을 강화하여 한 곳에서 성실히 몇 개월 이상 진료받은 경우에만 그 진단서 등을 인정해주는 것이 바람직하다. 그러면 군병원으로 몰리는 인원을 의무대나 인근 병원으로 분산시킬 수 있고, 치료에 따르는 용사들의 시간과 노력도 아낄 수 있다. 또한 병역심사관리대와 심사위원의 부담도 줄일 수 있다. 이에 더해 현역복무부적합심사에서 전역 후의 치료계획서를 따로 받아 그대로 꾸준히 진료를 받고 있는지 확인하는 절차를 만든다면 현역복무부적합심사를 악용하는 사례를 줄일 수 있을 것이다.

군 정신의료체계의 변화가 문제점만 안고 있는 것은 아니다. 군 트라우마센터를 만들어 외상후스트레스장애를 적극적으로 치료하려는 움직임은 긍정적이다. 주로 사건사고로 발생하는 집단트라우마의 특징은 단시간에 많은 환자가 발생한다는 것이다. 또한 초기대응에 성공하면 이후의 환자 발생을 크게 줄일 수 있다. 이러한 특징 때문에 사건사고가 발생한 지역의 정신건강 전문요원들은 큰 부담을 느낀다. 게다가 주기적으로 발생하는 일이 아니기 때문에 노하우가 축적되어 있지 않은 경우가 많다. 그런데 군 트라우마센터가 생기면 지원인력 파견이나 관리 및 치료의 노하우가 축적될 수 있어 지역 안에서 발생하는 사건사고뿐만 아니라 국가 단위로 발생하는 재난에도 유효하게 대응할 수 있다.

우리가 이 책을 쓴 가장 큰 이유는 용사와 간부들에게 도움이 되고자 한 것이다. 아직은 현실적으로 어려움과 한계가 많지만, 현재 추진 중인 변화가 현장의 목소리를 더 충실히 반영하는 방향으로 전개된다면 그보다 좋은 일이 없을 것이다. 모든 용사와 간부들이 군의 일원으로, 대한민국의 국민으로 정당한 치료와 대우를 받을 수 있기를 진심으로 바란다.

우리가 누린 것을
당신도 느낄 수 있기를

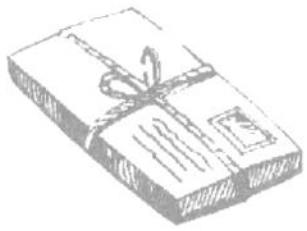

38개월의 군생활 동안 다양한 환자들을 접하면서 아쉬웠던 점이 있습니다. 20대 남성이 직간접적으로 정신건강의학과를 가장 많이 접하는 곳이 군대인데, 정작 군의관은 입대 전에 군의 정신의학에 대해 잘 알지 못한다는 것입니다. 지금 내가 터득하고 축적한 3년간의 진료 경험을 전달할 방법이 없으니 후임 군의관 역시 아무것도 모르는 상태에서 다시 경험을 쌓아 올려야 하고, 그다음 군의관도 같은 식으로 군생활을 시작하게 됩니다. 이처럼 의사의 경험이 축적되지 못하면 그로 인한 허점이나 불편은 환자들과 주변 사람들이 겪게 됩니다. 군의관도 그렇습니다. 익숙지 않은 환경에서 환자들을 진료하다 보니 예방교육이나 관리에는 신경을 쓸 수 없게 됩니다. 결국 정신건강의학과에 대한 군인들의 편견이 사회에서보다 더 많이 생깁니다.

정신건강의학과에 대한 편견을 지닌 군인들이 사회에 나가 학생이 되고, 직장인이 되고, 남편이 되고, 아버지가 됩니다. 이 흐름 속에서 정신적 고통을 겪는 이들이 나타나지만, 정신건강의학과에 대한 편견 때문에 증상이 아주 심해져서야 진료실을 찾게 됩니다. 초기에, 경증일 때 치료하면 훨씬 쉽고 빠르게 치료할 수 있음에도 때를 놓친 다음에 오니 더 오랜 시간이 걸리고 힘들게 치료하게 됩니다. 이런 과정이 되풀이되면서 정신건강의학과에 대한 편견은 더 심해지고 자녀에게도 좋지 않은 영향을 주게 됩니다.

군인들과 가족, 일반인들이 모두 이해하기 쉽게 책을 썼습니다. 이 책을 읽고 이런 문제로도 정신건강의학과에 갈 수 있구나, 정신건강의학과에서는 이렇게 치료하는구나 하고 알게 되면 사회와 군대에 만연한 편견이 줄어들 것이고, 도움이 필요할 때마다 부담 없이 정신건강의학과를 찾을 수 있을 것이라고 생각합니다.

4명의 군의관이 함께 책을 쓰면서 우여곡절이 많았습니다. 하지만 바르고 뚜렷한 목표를 가지고 있었기에 끝까지 힘을 내어 마침내 완성할 수 있었습니다. 보람과 기쁨을 느낍니다. 짧지 않은 군생활에 남다른 의미를 남기게 된 것도 큰 다행으로 생각합니다. 제가 책을 쓰면서 누렸던 긍정적인 면들을 이 책을 읽는 독자들도 함께 느꼈으면 좋겠습니다.

–김재옥

✻✻✻✻

'전역의 해가 밝았다'는 표현은 진부하지만 군인들에게 이 말만큼 듣기 좋은 말도 없을 겁니다. 저 역시 군의관으로 38개월의 복무를 마치고 전역한 2020년은 오랫동안 기억에 남을 것 같습니다.

군생활은 우리 인생에 어떤 기억으로 남을까요? 인생에 도움이 될까요? 그럴 수도 있고 아닐 수도 있을 겁니다. 그럴 수 있다면 그렇게 '선택'한 덕택이겠지요. 군복무는 선택이 아니지만 군생활을 어떻게 해나갈지는 각자의 선택에 달렸으니까요. 환경이 좋지 않은 부대에 배치받았지만, 원칙과 규정만 따지는 간부를 만났지만, 최악의 생활관에 배정받아 불편하기 짝이 없었지만, 그 안에서도 우리는 버텨내고 살아갑니다. 하루하루를 가치 있게 살기로 선택한다면 가능한 일입니다.

모든 게 운명이라고 생각하면 어떨까요? 맘에 들지 않는 부대도, 권위주의적이고 폭력적인 간부도, 불편한 생활관에서 매일같이 마주해야 하는 무례한 선후임도 나의 운명이라고 한다면 그런 운명에 처한 자신은 괴로울 수밖에 없습니다. 운명이라는 거대한 늪 속에서 무력해지기 마련입니다. 노력해도 달라질 게 없고, 결국 내가 할 수 있는 게 없다고 느낄 것입니다.

실은 이렇게 말하는 저도 운명의 늪에 빠질 뻔한 적이 있었습니다. 전공의 시절 함께 수련받았던 동기들은 대부분 그들이 선호하는 최고의 직역을 배정받아 갔던 데 비해 저는 육 · 해 · 공군 중에서도 육군, 그것도 북한 초소가 코앞에 보이는 강원도 고성의 연대급 부대로 배치받았습니다. 대부분 사단급 이상의 부대로 배치받는 정신건강의학과 전문의들과 달리 저만 연대급으로 배치받은 것입니다. 나이 지긋한 간부님에게서 자신이 군생활을 해온 30년 동안 정신건강의학과 군의관이 연대급에 배치받는 것은 처음 보았다는 말을 들었습니다. 정말로 운이 없었던 셈이지요. 저는 그곳에서 다른 군의관들이 경험하지 않는 의무중대장이 되어 녹색견장을 차보기도 했고, GOP와 GP 순회진료를 가기도 했습니다. 다른 곳에 배치되었다면 겪지 않았을 사고도 2번이나 겪었습니다. 제가 이 모든 일을 운명의 장난이라고 생각했다면 아마도 버티지 못했을 겁니다.

전문의이기 전에 하나의 사람인 저도 우울감에 빠지고 트라우마를 겪었습니다. 하지만 그때마다 저는 다시 '선택'했습니다. 바꿀 수 없는 불가능한 일에 맞서거나 무모하게 도전하지 말고, 스스로를 칭찬하고 위로하며 하루하루를 의미 있게 살자고 마음을 다잡았습니다. 오늘이라는 24시간은 두 번 다시 오지 않을 테니까요. 그렇게 시간을 살다 보니 어느새 전역의 해가 밝았습니다.

군생활을 남보다 잘하려고 애쓰지 않아도 괜찮습니다. 군생활을 하는 동안 만나는 사람들의 말에 너무 상처받지 않기를 바랍니다. 어차피 그것은 우리가 선택한 삶도, 원하는 관계도 아니니까요. 싫어도 어쩔 수 없이 마주해야 하는 현실이 고통스러울 수 있지만, 그 시간은 오래지 않을 겁니다. 받을 수 있는 도움을 구해가며 아프지 말자고 스스로를 다독이고 묵묵히 견디다 보면 우리가 선택한 삶을 살 수 있는 날이 밝아올 겁니다.

–안유석

*****

이제는 정신적 고통의 심각성을 이해하는 이들이 많아진 것 같습니다. 익히 알려진 다른 질병들처럼 마음의 아픔도 군생활을 제약한다는 사실이 널리 알려진 결과입니다. 하지만 정신 관련 질환이나 그에 따른 진단과 치료가 군생활에 미치는 영향에 대해서는 접할 수 있는 정보가 부족한 것이 현실입니다.

군의관으로 복무하면서 쌓은 저희의 경험과 지식을 바탕으로 상호 토론과 연구를 통해 확인하고 정리한 결과를 모은 이 책이 이 같은 현실의 부족한 부분을 메워주고 도움이 필요한 분들에게 반가운 소식으로 다가가기를 바랍니다.

–이정석

*****

군생활을 하면서 정신적 어려움을 호소하는 다양한 장병들을 만났습니다. 입대하기 전부터 지니고 있었던 문제가 악화하거나 재발한 장병도 있었고, 군대에 들어와 처음으로 겪는 어려움을 호소하는 장병도 있었습니다. 양상도 저마다 달랐습니다. 대인관계나 단체생활의 어려움부터 중증 우울증이나 정신병적 장애에 이르기까지 보이는 징후가 각양각색이었습니다. 간부들은 이전에 보지 못한 징후가 늘었다며 지휘의 고충을 털어놓기도 했습니다. 여러모로 쉽지 않은 일들입니다. 정신적으로 도움이 필요한 사람의 문제는 부대원 한두 명이 해결할 수 있는 일이 아니기 때문입니다.

미비한 진단법이나 비체계적인 행정 절차도 문제를 가중시킵니다. 군대에서 정신적 어려움을 호소하는 장병의 진위 여부를 가리는 일은 난제 중의 하나입니다. 주관적인 정신적 증상을 객관화할 수 있는 방법이나 도구가 제대로 갖춰져 있지 않아서입니다. 정신의학 관련 시설이나 담당 인력의 부족 등도 오랜 문제점입니다. 장병들을 관리하는 조직과 시스템이 유기적으로 통합되지 않은 것도 문제입니다. 하나의 컨트롤타워를 중심으로 관련 조직이나 시스템이 체계적으로 작동될 수 있게 해야 비효율적인 행정 절차의 문제를 해소할 수 있습니다. 현재 군에서는 군인들의 정신건강을 위해 많은 이들이 불철주야 노력하고 있습니다. 자신의 시간이나 자원 등을 투자하여 장병을 끝까지 챙기려는 모습을 보여주기도 합니다. 다행스럽고 고마운 일입니다.

자발적이든 의무적이든 오늘도 군에 입대하는 용사들은 누군가의 자녀이고 손주이며 가까운 이웃입니다. 이들이 어려움 속에서도 자부심을 가지고 건강하게 군생활을 영위할 수 있도록 더 많은 관심과 지원을 기울였으면 좋겠습니다. 또한 지금 이 순간에도 이 나라의 장병들을 위해 애쓰는 분들께 무한한 존경과 감사의 인사를 올립니다.

–이창원

부록

사고가 발생하면 정신건강현장지원팀이 뜬다!

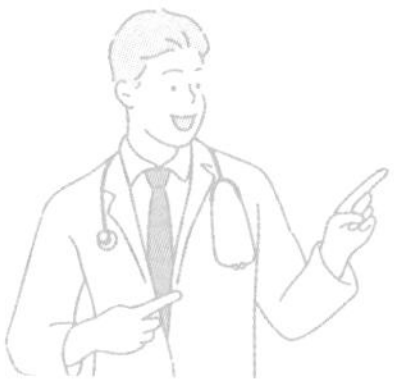

사고는 예방이 최선이지만, 그래도 일어난다. 군대도 마찬가지다. 예방에 만전을 기한다고 하지만 이곳저곳에서 다양한 사고가 발생한다. 사고가 터지면 소속 부대는 부상자 치료와 관리, 사건 조사, 방지대책 수립 등으로 정신이 없다. 전과 다른 점은 부상 치료와 사건 조사에 중점을 두던 것이 최근에는 사고에 따른 정신적 고통을 줄여주기 위한 노력을 기울인다는 것이다.

인명사고가 발생했을 때 각 군의 정신건강 담당부서는 바로 본부 소속의 장병, 정신건강의학과 군의관 및 병영생활 상담관으로 구성된 정신건강현장지원팀을 편성해 지원한다. 제일 먼저 일부 팀원을 파견하여 고위험군을 선별하고 사고로 인한 스트레스 반응에 대해 설명한다. 군의관은 정신건강의학과 진료가 필요한 사람을 선별하고 진료받을 수 있게 조치한다.

사고 당일 가장 중요한 것은 현장의 인원을 확인하고 위치와 상태를 파악하는 것이다. 중증은 인근 대학병원의 외상센터로, 경증은 군병원으로, 그 밖의 인원은 생활관으로 이송한다. 확인과 연락, 이동 등으로 급박하게 돌아가는 상황에서 자칫 누락된 인원이 있을 수 있으므로 세심한 주의를 기울인다. 현장지원팀은 사고를 당한 사람들을 하나하나 찾아다니며 상태를 확인한다. 정신건강에 영향을 줄 수 있는 시설이나 음식, 의복 등을 점검하여 필요한 것들을 제공받을 수 있게 조치를 취한다. 피나 먼지가 묻은 옷을 그대로 입고 있거나 씻지 못하면 그만큼 사고 상황에서 회복하는 데 더 많은 시간을 요하게 되므로 신속하고 적절한 도움이 중요하다. 환자에 대한 평가 설문은 최소화하여 괜찮은 정도를 0~10점으로 표시할 수 있게 하는 정도에서 그친다. 사고 당시를 다시 떠올리게 하는 질문은 피하여 심리적 안정에 최선을 다한다. 사고 장면이 계속 떠오른다며 불안감을 호소하는 경우가 많은데, 충격적인 사고를 당하는 사람들 대부분이 겪는 현상으로 보통 일주일 안에 회복된다는 설명을 해주어 안심을 시킨다.

둘째 날부터는 면담과 설문지를 활용한 평가를 시작하는데, 첫날에 괜찮았던 사람이 악화되거나 그 반대의 증상을 보이는 경우가 있어 사고 피해자 전체를 대상으로 재평가하는 것이다. 이렇게 해서 고위험군으로 선별된 사람은 군병원이나 민간 의료기관의 정신건강의학과 진료를 받을 수 있게 한다. 여기서 정보 공유가 중요하다. 둘째 날에는 사고업무를 처리할 간부 등이 추가로 합류하는데, 현장지원팀 내부에서 정보가 원활히 공유되어야 피해자들에게 필요한 지원을 효율적으로 제공할 수 있다.

사고 후 1개월이 지나면 각 군의 정신건강 담당부서에서 외상후스트레스장애 등의 정신질환 발생 여부를 점검한다. 사고 초기에 고위험군이었던 사람이 치료를 잘 받아 건강해진 경우도 있고, 괜찮았던 사람이 정신증상을 호소하는 경우도 있다. 사고 후 조치에 따라 처음에는 없었던 우울이나 분노 등의 증상을 보이는 경우도 있다. 이러한 변화들을 파악하여 진료가 더 필요한 사람은 진료를 받게 해주고, 다른 인사행정적 조치를 원하는 경우에는 담당자에게 해당 내용을 전달한다.

사고 현장은 그때그때 다르기 마련이어서 지원도 그에 맞게 이루어져야 한다. 하지만 가장 중요한 것은 최대한 빨리 알려주고 치료하는 것이다. 초기의 트라우마는 3~4회 정도의 면담으로도 치료할 수 있지만, 만성화되면 몇 배의 시간과 비용을 들여야 한다. 그전에 이미 인간관계나 사회생활 능력을 상실하는 경우도 있다. 따라서 사고가 발생했을 때 신체의 상처뿐만 아니라 정신의 상처를 세심히 보듬어주어야 한다.

향정신성의약품 복약지도

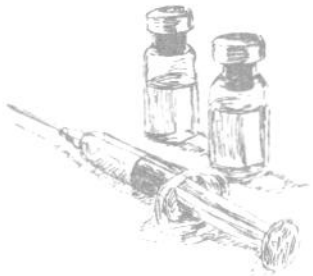

약물관리는 군 정신건강의학과 진료에서 제일 까다로운 부분 중 하나다. 과의 특성상 마약류나 향정신성의약품으로 분류되는 약물이 많기 때문이다. 그만큼 규정도 엄격하다. 약을 처방하는 군 의료기관과 군의관, 처방받은 약을 운반하고 보관하는 책임이 있는 환자의 간부 모두가 규정을 엄수해야 한다.

여기에서는 가장 문의가 많은 약품과 복약지도 등에 대해 알아보려고 한다.

'군수용 마약류 관리업무훈령'에 따르면, 마약류는 진료 및 학술연구를 목적으로 사용하는 마약 및 향정신성의약품을 의미한다. 여기서 향정신성의약품은 중추신경계에 작용하는 약물로, 오남용할 경우 인체에 심각한 위해가 있는 물질이다. 따라서 철저한 주의와 관리, 복약법의 준수가 매우 중요하다.

그렇다면 군 의료기관 정신건강의학과에서 흔히 처방하는 향정신성의약품에는 어떤 것들이 있을까?

- 메틸페니데이트(Methylphenidate) : ADHD(주의집중력장애) 환자에게 주로 사용
- 플루니트라제팜(Flunitrazepam) : 항불안, 수면유도 등
- 알프라졸람(Alprazolam) : 항불안, 수면유도 등
- 클로나제팜(Clonazepam) : 항불안, 수면유도 등
- 디아제팜(Diazepam) : 항불안, 수면유도 등
- 로라제팜(Lorazepam) : 항불안, 수면유도 등
- 트리아졸람(Triazolam) : 보다 강력한 수면유도 효과
- 졸피뎀(Zolpidem) : 대표적인 수면제

위 목록은 약품의 성분명으로 분류한 것이며, 상품명은 유통 또는 제조하는 회사에 따라 다를 수 있다. 오리온초코파이와 롯데초코파이처럼 같은 초코파이여도 이름이 다르듯이 말이다. 참고로 졸피뎀을 제외한 향정신성의약품들은 이름이 '~람'이나 '~팜'으로 끝난다는 사실을 기억해두는 것도 좋을 것이다.

향정신성의약품들은 대부분 불안을 감소시켜주고 수면을 도와주는 성분을 포함하고 있다. 하지만 환자의 상태에 따라 처방 내용과 복약법이 다르므로 세부적인 부분은 군의관의 설명과 안내에 따라야 한다.

정신건강의학과에서 흔히 처방하는 항우울제나 항정신병제제(정신병 치료에 이용하는 약물군)는 향정신성의약품이 아니다. 같은 약품으로 알고 있는 사람들이 많은데, 종류가 다르다. 군대에서 많이 다루는 항우울제는 다음과 같다.

- 에스시탈로프람(Escitalopram)
- 보티옥세틴(Vortioxetine)
- 설트랄린(Sertraline)
- 파록세틴(Paroxetine)
- 플루옥세틴(Fluoxetine)

항우울제는 우울한 기분을 달래주는 효능 외에 각기 다른 특성을 가지고 있다. 잠을 더 잘 자도록 도와주는 것, 식욕을 더 돋게 해주는 것, 강박처럼 떠오르는 생각을 줄여주는 것 등이 있다. 진료한 전문의가 환자의 상태를 고려하여 약의 특성에 맞게 처방한다.

정신건강의학과에 오는 장병들이 향정신성의약품만 처방받는 일은 거의 없다. 우울, 불안 등을 함께 호소하는 경우가 많아 보통은 다른 약도 같이 처방한다. 그런데 진료 후 약품을 처방받으면 그 후의 관리는 어떻게 해야 할까?

향정신성의약품의 경우 용사 혼자서는 수령할 수 없다. 반드시 간부와 동행하여 약제과에 가서 수령해야 한다. 처방전에 해당 간부가 수령 사실을 확인하는 서명이 있어야 약을 받을 수 있다. 자대로 복귀해서는 향정신성의약품을 보관할 수 있는 이중잠금장치 철제금고(보관함)에 넣어두고 정해진 복약시간에 간부의 확인하에 복용한다. 그때마다 아래와 같은 표에 기록을 남겨야 한다.

마약류 사용자 연명부

품명:

월일	소속	계급	군번	성명	용량	처방 군의관	병실/외래	수령자		비고
								성명	서명	

향정신성의약품는 그 위험성 때문에 철저하게 관리된다. 외부의 민간 병원에서 처방받은 향정신성의약품도 군의관 허락하에 부대에서 관리한다. 향정신성의약품을 폐기할 때에도 군사경찰의 참관하에 수량과 장부를 확인한 다음 완전히 없앤다. 그러므로 먹지 않는 향정신성의약품은 의무대나 군병원에 반드시 제출해야 한다.

간부들은 향정신성의약품을 수령하고 관리하는 것 외에 일반적인 정신건강의학과 약을 어떻게 복용해야 하는지에 대해서도 많이 문의한다.

첫째, 훈련이나 휴가 등으로 약을 정해진 용법과 주기대로 복용하지 못하는 경우가 있다. 이때에도 약을 처방한 군의관과 먼저 상의해야 하며, 반드시 남은 약을 지참하여 방문해야 한다. 정신건강의학과 약에 향정신성의약품이 포함되어 있으면 반납하고 다시 처방받아야 하기 때문이다. 앞에서 말했듯이 용사나 간부가 마음대로 약을 처분하는 것은 규정 위반이다. 일반적으로 조제되어 약 봉투에 개별 포장된 약의 보관기한은 2개월 정도이며, 여러 가지 약이 섞여 조제된 경우 2주 내로 복용하는 것이 좋다. 처방받은 지 한참이 지나 어떻게 보관되었는지도 모르는 약을 그냥 복용하면 부작용이 생길 수 있다.

둘째, 전문의가 처방한 약은 용사나 간부가 자기 마음대로 조절해서 먹으면 안 된다. 정신건강의학과 약은 처음부터 고용량을 처방하지 않고 처방 후 치료 효과와 부작용을 살펴보면서 서서히 증량한다. 그래서 초기에는 약의 효과가 충분히 느껴지지 않을 수 있다. 이때 간부가 용사에게 한

봉투의 약을 더 먹이는 일이 심심찮게 일어난다. 그렇게 해서 항우울제와 수면제를 한 알씩 먹던 용사가 두 번씩 먹기도 하는데, 약에 민감한 용사의 경우 심한 졸림이나 어지러움, 구역감(메스꺼움) 및 구토, 두통 등의 부작용이 나타날 수 있고, 그 때문에 사고가 발생할 수도 있다. 따라서 약을 조절할 필요가 있으면 반드시 처방한 군의관이나 의무대 응급실에 문의하여 복약지도를 받는 것이 안전하다.

셋째, 휴가를 나가서 처방받은 약을 부대에 보고하지 않고 지참하고 있다가 추가로 복용하거나, 가까운 전우의 약을 성분도 모른 채 받아서 복약하는 경우가 있다. 둘 다 위험한 행동이다. 약을 처방하는 전문의는 성분마다 정해져 있는 최대 용량과 약들 사이의 영향을 고려하여 하루치를 결정한다. 그래서 절대 다른 곳에서 처방받은 약과 함께 복용하지 말고 자신이 처방한 약만 먹으라고 당부한다. 다른 전문의가 처방한 각각의 약을 같이 먹으면 하루 최고의 복용량을 초과하거나 예상치 못한 부작용이 일어날 수 있기 때문이다. 같은 이유로 정신건강의학과 약과 다른 과의 약을 함께 먹는 것도 주의해야 하며, 진료받을 때 현재 어떤 약을 복용하고 있는지 군의관에게 반드시 알려야 한다.

정신건강의학과에서 발견되는 가장 흔한 오용 사례는 약국에서 처방전 없이 구입할 수 있는 수면유도제다. 이 약에 포함되어 있는 항히스타민 성분은 알레르기에 효과가 있으나 졸림의 부작용이 있다. 이 부작용을 이용해 만든 상품이 수면유도제다. 정신건강의학과 약들 중에도 항히스타민 효과를 가진 약들이 있는데, 이 약들과 수면유도제를 함께 먹거나 수면유도제를 과다 복용하면 예상치 못한 부작용이 생길 수 있다.

마지막으로, 원래 진료받던 병원을 옮기는 경우다. 군병원에서 의무대로, 의무대에서 군병원으로, 군병원이나 의무대에서 민간 병원으로 옮겨서 진료를 받게 되었을 때 그 사실을 현재의 전문의에게 말하고 소견서를 꼭 받아가야 한다. 현재 군병원들끼리는 처방 내역이나 진료기록 등을 일부 확인할 수 있지만 군병원과 의무대는 서로 확인할 수 없으며, 군병원 · 의무대와 민간 병원 사이에서도 기록을 확인할 수 없다. 같은 군병원 내에서도 다른 과의 군의관들은 정신건강의학과 군의관이 남긴 기록을 함부로 열람할 수 없고 열람하더라도 약에 대해서는 잘 모를 수 있다. 그러므로 병원을 옮길 때는 물론이고 타과 진료를 받을 경우에도 정신건강의학과에서 어떤 약품을 처방받아 복용 중인지 알려주는 것이 치료에 도움이 된다.

소견서와 진단서의 올바른 사용법

용사를 인솔하는 군 간부들이 정신건강의학과 진료실에 소견서와 진단서 발급을 요청하는 일이 많다. 이 문서들은 환자 개인의 민감한 정보를 담고 있다. 진단서는 각종 보험이나, 소송, 행정 업무에서 공문서로 널리 사용되지만, 소견서는 조금 다르다. 소견서는 진단서의 일종이지만, 본래 의료진 사이의 의견 교환을 목적으로 만들어지고 사용되는 문서다. 따라서 일반 행정 업무에 적합하지 않은데, 군에서는 행정 처리를 위한 문서로 쓰이는 일이 많아 이를 둘러싼 실랑이가 자주 벌어진다.

인솔 간부: 상부에 보고해야 하니 지금 환자 상태를 적은 소견서를 발급해주십시오.

군의관: 그건 안 됩니다.

인솔 간부: 왜요?

위 상황은 2가지 문제가 있다.

첫째 문제는 환자 본인이 소견서나 진단서 발급을 요청하지 않았다는 것이다. 의무기록사본이나 진단서 또는 소견서 같은 의무기록은 환자 본인의 요청이 아니면 발급할 수 없다. 의료법상 가족이 발급받을 때도 가족관계증명서와 위임장 그리고 신분증을 제시해야 한다. 본인도 가족도 아닌 인솔 간부가 소견서를 발급받는 것은 의료법 위반이다. 따라서 환자인 용사가 직접 요청하고 수령한 소견서나 진단서를 용사의 동의하에 간부가 받는 것이 합법적인 절차다.

둘째는 소견서와 진단서에 대한 오해다.

소견서: 질병, 부상 등으로 진료 중인 환자에 대해 다른 과나 의료기관에서 참고할 수 있도록 의사의 소견을 적은 것

진단서: 의사가 진찰하거나 검사한 결과를 종합하여 생명이나 건강 상태를 증명하기 위해 작성한 의학적 판단서

흔히 위의 간부처럼 담당 군의관에게 소견서를 요청하여 상부에 보고하거나 행정 처리에 사용하는 일이 많은데, 그런 목적으로 만들어진 서류가 아니므로 이와 같은 현실은 하루빨리 시정되어야 한다. 심지어 다른 병원

에서의 진료를 목적으로 발급한 소견서를 개인정보 보호를 위해 밀봉해서 보냈음에도 간부가 임의로 확인하여 개인신상기록에 적어놓는 경우도 있다. 모두 개인정보보호법 위반이다. 해당 용사의 상태를 파악하고자 한다면 진단서를 활용하면 될 것이다.

정신건강의학과에서 진단서를 발급할 때 문제가 되는 부분이 있다. 확진을 내릴 수 있는 검사 결과가 존재하지 않거나 일정 기간 추적관찰을 요하는 경우다. 진단서는 일정한 근거가 있어야 발급이 가능하며, 진단명과 향후 추정 치료기간 외의 내용은 언급하지 않는다. 다시 말해서 발급받기도 어렵고 공개 내용에도 제약이 있다. 그래서 간부들은 발급이 상대적으로 간편한 소견서를 요청하게 된다. 군의 행정 처리에서 소견서와 진단서를 구분하지 않고 치료기간도 상관하지 않기 때문이다.

진단서를 발급받았다 해도 용도는 제한적이다. 환자가 군생활을 계속할 수 있는지의 여부를 알려주는 것도 아니고, 의사도 그 부분을 판단하기는 어렵다. 의학적으로 증명할 수 없는 사실은 소견서나 진단서에 적지 말라는 것이 문서 작성의 지침이다.

환자 본인이나 가족, 간부 등 관계자가 원하는 내용이 진단서나 소견서에 빠져 있거나 원치 않는 내용이 들어가 있더라도 올바른 의학적 판단의 결과라면 의료법상 적법하다. 의학적 판단에 어긋나는 내용을 적거나 빼달라고 요구하는 것은 공문서 위조를 청탁하는 것이고, 군의관은 이를 거부할 수밖에 없다.

개인정보보호법에 따라 행정적 목적으로 소견서나 진단서, 의무기록사

본과 같은 서류를 받았다고 해도 반드시 거쳐야 할 절차가 있다. 환자인 용사에게 취득 목적을 설명하고 동의서를 받아야 하며, 그 목적이 달성되면 지체 없이 파기해야 한다.

정리하면, 소견서나 진단서를 요청할 때는 환자가 의사에게 직접 말해야 하며, 요청 목적을 분명히 설명해야 불필요한 갈등을 줄일 수 있다는 것이다. 또 소견서나 진단서를 본인이 아닌 다른 사람이 관리할 때에는 개인정보보호법을 꼭 준수해야 한다. 그래야 원치 않는 법적 문제를 미연에 막을 수 있다.

이어서 소견서 보는 법에 대해 설명한다. 정신건강의학과의 소견서는 군의 인사행정 절차에서 중요한 역할을 한다. 하지만 의사들 사이의 정보 전달을 위해 만들어진 문서이므로 일반인은 제대로 이해할 수 없고 그럴 필요도 없다. 하지만 간부가 용사에 대한 소견서를 관리하고 인사행정 절차의 근거자료로 쓰기 때문에 잘 모르거나 오해하면 용사의 군생활에 부정적 영향을 끼치게 된다.

여기에 그동안 가장 많은 문의를 받았던 사례 5가지를 정리하여 예시와 함께 설명을 덧붙인다.

소견서 예시(1)

<table>
<tr><td>등록번호</td><td colspan="6">(진료를 본 군병원 또는 의무대에서의 접수번호)</td></tr>
<tr><td>연번호</td><td colspan="4"></td><td>주민등록번호</td><td></td></tr>
<tr><td>원 소속</td><td colspan="4">(환자의 소속 부대)</td><td>군번</td><td>(환자의 군번)</td></tr>
<tr><td>계급</td><td></td><td>성명</td><td></td><td>성별</td><td></td><td>생년월일</td></tr>
<tr><td>진단명</td><td colspan="6">[주]* F32.1 중등도**의 우울병 에피소드***
[부]* F41.9 상세불명의 불안장애

* [주][부] : [주]는 현재 가장 문제되는 진단명이고, [부]는 현재 진단할 수는 있지만 가장 큰 문제는 아닌 진단명을 표시한 것이다. [주], [부] 표시가 없으면 가장 처음에 적은 것이 주 진단명이다.
** 중등도 : 병증의 정도는 경도-중등도-중증으로 나뉜다. 경도는 일상생활에 지장이 있는 상태이며, 지장이 없으면 정신건강의학과 진단을 하지 않는다.
*** 에피소드 : 우울장애는 몇 개월은 증상이 있다가 그다음 몇 개월은 증상이 없다가를 반복하는 것이다. 우울병은 이러한 질병 전체를 의미하고, 에피소드는 우울증상이 있는 시기만을 가리킨다. 과거에 우울장애 진단을 받았지만 현재는 없는 상태라면, 우울장애로 진단할 수 있지만 우울병 에피소드는 없는 것이다. 또 하나의 예로, 처음으로 우울증상이 생겼고 현재 3일째라면, 아직 기간기준을 충족시키지 못해 우울장애 진단을 내릴 수 없지만 우울병 에피소드는 있다고 적는다. 즉, 진단은 없지만 우울증상은 있는 상황이다.</td></tr>
<tr><td colspan="7">소견 내용(육하원칙에 의거하여 담당 군의관이 자세히 작성)

상기 환자는 입대 이후 발생한 우울, 불안, 식욕저하, 불면 등으로 상기 진단하에 약물치료를 시작했음. 정기적인 상담 및 정신건강의학과적 치료가 도움이 될 것으로 생각됨. (이하 여백)</td></tr>
<tr><td colspan="7">발행일 : (소견서 발급일)
전문의 번호 : (이하 소견서를 발급한 군의관 정보)
면허번호 :
계급 : 군번 : 성명 :</td></tr>
<tr><td colspan="7">부대명 : (진료받은 군병원 또는 의무대 소속 부대)</td></tr>
</table>

소견서 예시(2)

<table>
<tr><td>등록번호</td><td colspan="7">(진료를 본 군병원 또는 의무대에서의 접수번호)</td></tr>
<tr><td>연번호</td><td colspan="5"></td><td>주민등록번호</td><td></td></tr>
<tr><td>원 소속</td><td colspan="5">(환자의 소속 부대)</td><td>군번</td><td>(환자의 군번)</td></tr>
<tr><td>계급</td><td></td><td>성명</td><td></td><td>성별</td><td></td><td>생년월일</td><td></td></tr>
<tr><td>진단명</td><td colspan="7">[주] F43.2* 적응장애
F41.9 상세불명의 불안장애

* F43.2 : 적응장애라는 진단에 대한 한국표준질병 분류번호다. 각 진단명마다 분류코드가 있고, 전산처리 및 통계조사에 활용된다. 코드가 같다면 같은 질병이다. 다만 같은 질병이라도 증상의 정도나 세부 특징이 다른 경우 코드가 다른 경우도 있다.</td></tr>
<tr><td colspan="8">소견 내용(육하원칙에 의거, 담당 군의관이 자세히 작성)

상기 환자는 입대 이후 발생한 불안, 우울, 식욕저하, 불면 등의 증상으로 상기 진단하에 약물치료를 시작했음. 정기적인 상담 및 정신건강의학과적 치료가 도움이 될 것으로 생각됨.** (이하 여백)

** 소견서의 본문은 보통 '현재 호소하는 증상 + 현재 받는 치료의 종류 + 앞으로 받아야 할 치료나 관리'로 구성된다. 환자가 말한 모든 증상과 정도를 적는 것이 아니다. 증상을 종합적으로 판단하여 진단하기 때문에 언뜻 보기에는 진단명과 일치하지 않는 것처럼 여겨질 수도 있다. 만약 본문의 증상과 진단명이 헷갈릴 때는 진단명을 기준으로 판단하면 된다.</td></tr>
<tr><td colspan="8">발행일 : (소견서 발급일)
전문의 번호 : (이하 소견서를 발급한 군의관 정보)
면허번호 :
계급 : 군번 : 성명 :</td></tr>
<tr><td colspan="8">부대명 : (진료받은 군병원 또는 의무대 소속 부대)</td></tr>
</table>

소견서 예시(3)

<table>
<tr><td>등록번호</td><td colspan="7">(진료를 본 군병원 또는 의무대에서의 접수번호)</td></tr>
<tr><td>연번호</td><td colspan="5"></td><td>주민등록번호</td><td></td></tr>
<tr><td>원 소속</td><td colspan="5">(환자의 소속 부대)</td><td>군번</td><td>(환자의 군번)</td></tr>
<tr><td>계급</td><td></td><td>성명</td><td></td><td>성별</td><td></td><td>생년월일</td><td></td></tr>
<tr><td>진단명</td><td colspan="7">[주] F32.9 우울병 NOS*
F41.9 상세불명의 불안장애

* NOS : 'Not Otherwise Specified'의 약자로, '명시되지 않는', '상세불명의'라는 뜻이다. 고통을 주는 병의 증상들은 있지만 진단기준을 모두 충족시키지 못할 때 NOS로 표기한다. 진료시간이나 횟수가 부족하여 진단을 위한 정보가 충분하지 않을 때에도 NOS를 사용한다. '우울병 NOS'는 정확한 진단을 위해 진료가 더 필요하지만 우울병일 가능성이 있다는 뜻으로 이해하면 된다.</td></tr>
<tr><td colspan="8">소견 내용(육하원칙에 의거, 담당 군의관이 자세히 작성)

과거 우울증 병력이 있고, 현재 불안, 우울, 식욕저하, 불면, 자살사고 등 증상이 상당함. 현역복무가 제한되는 상태로 판단됨.</td></tr>
<tr><td colspan="8">발행일 : (소견서 발급일)
전문의 번호 : (이하 소견서를 발급한 군의관 정보)
면허번호 :
계급 : 군번 : 성명 :</td></tr>
<tr><td colspan="8">부대명 : (진료받은 군병원 또는 의무대 소속 부대)</td></tr>
</table>

소견서 예시(4)

<table>
<tr><td>등록번호</td><td colspan="7">(진료를 본 군병원 또는 의무대에서의 접수번호)</td></tr>
<tr><td>연번호</td><td colspan="5"></td><td>주민등록번호</td><td></td></tr>
<tr><td>원 소속</td><td colspan="5">(환자의 소속 부대)</td><td>군번</td><td>(환자의 군번)</td></tr>
<tr><td>계급</td><td></td><td>성명</td><td></td><td>성별</td><td></td><td>생년월일</td><td></td></tr>
<tr><td>진단명</td><td colspan="7">F32.1 중등도의 우울병 에피소드(의증)*
F33.8 r/o* 기타 재발성 우울병장애

* 의증 : 가장 오해가 많은 단어 중 하나다. 'r/o(rule out)'로 표기하고 '의증'으로 번역한다. rule out은 '배제하다'라는 뜻이다. 의증은 그 어감 때문에 가짜 또는 거짓이라는 오해를 받는데, 실제로는 의사가 확신할 수 없지만 가능성이 높다고 생각될 때 이 단어를 사용한다. 예를 들어 지적장애라고 생각하지만 지능검사 전일 때 소견서에 지적장애(의증)라고 적는다. 지능검사를 거쳐 구체적인 수치가 나오고 지적장애 진단기준에 맞으면 진단명에서 '의증'을 빼고 지적장애로 소견서를 발급한다.</td></tr>
<tr><td colspan="8">소견 내용(육하원칙에 의거, 담당 군의관이 자세히 작성)

상기 환자는 우울감 및 자살사고, 의욕저하 등의 증상으로 내원. 현재 군생활을 하면서 증상 악화를 보이고 있고, 이에 상기 진단명을 의심할 수 있음.**
향후 부정기간(정할 수 없는 기간) 동안 정신건강의학과 치료 및 관찰이 필요함. (이하 여백)

** 진단명에 '의증'이 들어가는 경우 소견서 본문에 '의심한다'가 같이 쓰인 경우가 많다. 거짓말이 아닐까라는 의심이 아니라, '다양한 정신질환들 중에서 해당 질환이 가장 가능성이 높다고 의심한다'는 뜻이다.</td></tr>
<tr><td colspan="8">발행일 : (소견서 발급일)
전문의 번호 : (이하 소견서를 발급한 군의관 정보)
면허번호 :
계급 : 군번 : 성명 :</td></tr>
<tr><td colspan="8">부대명 : (진료받은 군병원 또는 의무대 소속 부대)</td></tr>
</table>

소견서 예시(5)

<table>
<tr><td>등록번호</td><td colspan="7">(진료를 본 군병원 또는 의무대에서의 접수번호)</td></tr>
<tr><td>연번호</td><td colspan="5"></td><td>주민등록번호</td><td></td></tr>
<tr><td>원 소속</td><td colspan="5">(환자의 소속 부대)</td><td>군번</td><td>(환자의 군번)</td></tr>
<tr><td>계급</td><td></td><td>성명</td><td></td><td>성별</td><td></td><td>생년월일</td><td></td></tr>
<tr><td>진단명</td><td colspan="7">[주] F41.2 혼합형 불안 및 우울병장애
F32.2 정신병적 증상이 없는* 중증의 우울병 에피소드

* 정신병적 증상이 없는 : '정신병적 증상'이란 환청이나 망상 등의 증상을 말한다. 망상이나 환청은 조현병(정신분열병)에서만이 아니라 심한 우울증에서도 나타날 수 있다. 그래서 망상이나 환청이 있으면 '정신병적 증상이 있는 중증의 우울병'으로, 그런 증상이 없으면 '정신병적 증상이 없는 중증의 우울병'으로 진단한다.</td></tr>
<tr><td colspan="8">소견 내용(육하원칙에 의거, 담당 군의관이 자세히 작성)

상기 환자는 군복무 중 심해진 우울, 불안, 불면 증상을 주소(주된 요소)로 내원하여 약물치료를 시작했으나, 아직은 증상의 호전이 없음. 입대 전 수년간 다니던 병원에서 군병원으로 갑작스러운 치료기관의 변경은 증상 조절에 도움이 되지 못하며, 기존 병원에서 치료를 지속적으로 받을 필요가 있어 보임. (이하 여백)</td></tr>
<tr><td colspan="8">발행일 : (소견서 발급일)
전문의 번호 : (이하 소견서를 발급한 군의관 정보)
면허번호 :
계급 : 군번 : 성명 :</td></tr>
<tr><td colspan="8">부대명 : (진료받은 군병원 또는 의무대 소속 부대)</td></tr>
</table>

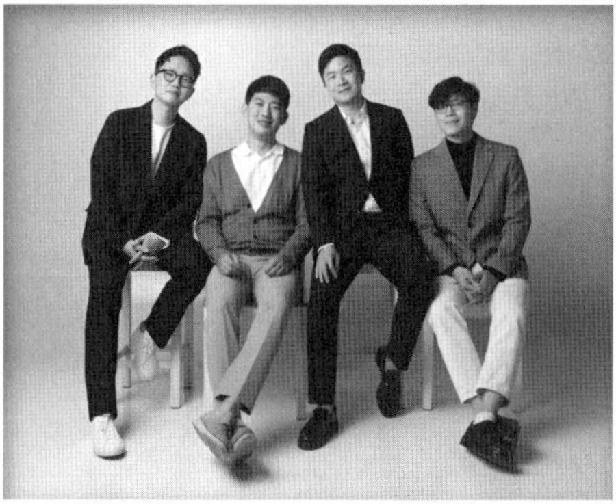

우리들의 전역을 기념하며